Seema Sharma

Rinorreia persistente em crianças - Perspetiva emergente

Seema Sharma

Rinorreia persistente em crianças - Perspetiva emergente

ScienciaScripts

Cover image: www.ingimage.com

This book is a translation from the original published under ISBN 978-3-659-76243-7.

Publisher:
Sciencia Scripts
is a trademark of
Dodo Books Indian Ocean Ltd. and OmniScriptum S.R.L publishing group

120 High Road, East Finchley, London, N2 9ED, United Kingdom
Str. Armeneasca 28/1, office 1, Chisinau MD-2012, Republic of Moldova, Europe
Printed at: see last page
ISBN: 978-620-8-36315-4

Agradecimentos

Há alturas em que a mera expressão de gratidão não chega nem perto dos sentimentos sentidos. Esta é uma dessas ocasiões. O principal mérito da ideia e da criação vai, sem dúvida, para a minha professora, a ***Dra. (Sra.) Dipty L. Jain,*** *M.D. Professora, Departamento de Pediatria, Faculdade de Medicina do Governo, Nagpur. Estou-lhe profundamente grata por me ter orientado através das suas sugestões oportunas, críticas positivas e encorajamento constante.*

*Os meus colegas, amigos e familiares deram-me consolo e apoio, pelo que ficarei eternamente grato. Um trabalho desta magnitude não teria sido possível sem a contribuição indulgente, o apoio moral e a inspiração da minha cara-metade****, o Dr. Vipin Sharma****, e das minhas adoráveis filhas* ***Kavya*** *e* ***Kashika.***

Uma grande parte do crédito vai, merecidamente, para todos os meus doentes, que não só me operaram em conjunto, como me deixaram um pouco mais sábio.

Seema Sharma

ÍNDICE DE CONTEÚDOS:

CAPÍTULO 1 3

CAPÍTULO 2 5

CAPÍTULO 3 11

CAPÍTULO 4 12

CAPÍTULO 5 13

CAPÍTULO 6 21

CAPÍTULO 7 26

CAPÍTULO 8 40

CAPÍTULO 9 46

CAPÍTULO 1

Introdução

As infecções do trato respiratório superior são as doenças mais comuns na infância e são conhecidas por causarem uma morbilidade e mortalidade significativas entre as crianças em todo o mundo.

As infecções agudas do trato respiratório matam cerca de 4 milhões de crianças por ano em todo o mundo, sendo responsáveis por um terço de toda a mortalidade infantil. 75 destas mortes ocorrem devido ao desenvolvimento de infecções do trato respiratório inferior. Em muitos casos, as infecções agudas do trato respiratório inferior (IRAB) são uma consequência de infecções do trato respiratório superior **(satisfied Sk 1987)** .[46]

Estudos demonstraram que a maioria das crianças tem 20-30 episódios de infecções do trato respiratório superior nos primeiros cinco anos de vida e que as crianças nos países em desenvolvimento passam 20-40% desses anos a sofrer de sintomas de rinorreia, tosse e congestão **(Selwyn BJ 1990).**[43]

90% das infecções do trato respiratório superior são de etiologia viral e a maior parte delas resolve-se no prazo de 10 dias sem qualquer sinal de alarme. No entanto, 50% das crianças nos países em desenvolvimento desenvolvem sintomas que persistem mais de 10 dias (ao contrário da etiologia viral das infecções simples do trato respiratório superior que se resolvem em 10 dias). As infecções prolongadas do trato respiratório superior ocorrem devido à invasão bacteriana na mucosa respiratória, após um insulto viral inicial.

Algumas complicações das infecções do trato respiratório superior continuam a ser de natureza viral; no entanto, complicações como a sinusite, a obstrução média, a mastoidite e a meningite são normalmente causadas por bactérias. O subconjunto de crianças com sintomas prolongados pode ser um grupo que tem uma super-infeção bacteriana e corre um maior risco de desenvolver complicações mais frequentes e graves.

A prevalência de obstrução crónica dos meios de comunicação e de deficiência auditiva é mais elevada nos países em desenvolvimento do que nos países desenvolvidos em doentes com rinorreia persistente. Assim, a rinorreia persistente pode ser uma causa de morbilidade significativa a longo prazo nas crianças, especialmente nas crianças dos países em desenvolvimento.

O subgrupo de crianças com sintomas prolongados pode ser um grupo que tem uma super-infeção bacteriana e que, por isso, corre um maior risco de desenvolver complicações mais frequentes e graves. Dados muito limitados sugerem que existem problemas relacionados com

A utilização liberal de antibióticos em crianças com infecções respiratórias agudas (IRA) contribui para o aparecimento de resistência antimicrobiana, que é diretamente proporcional à extensão da utilização de antibióticos na comunidade. Por conseguinte, é essencial ponderar cuidadosamente os benefícios do tratamento com antibióticos em relação aos problemas associados à utilização generalizada de antibióticos. Isto significa que é necessário considerar a utilização de antibióticos na redução de complicações que podem resultar em morbilidade potencialmente a longo prazo e não apenas na melhoria dos sintomas.

As crianças com infecções do trato respiratório representam uma parte substancial do volume de negócios nos serviços de consulta externa de muitos dispensários e hospitais. Nós, na faculdade de medicina do governo de Nagpur, também estamos a receber várias delas todos os dias. Muitas destas crianças são trazidas repetidamente por causa destas queixas. Por isso, o centro escolhido para o estudo foi o departamento de pediatria ambulatória da Faculdade de Medicina do Governo, Nagpur

A diversidade de agentes etiológicos que conduzem a este problema comum, a frequência com que as crianças são sujeitas a terapêutica medicamentosa incluindo antibióticos e a frequência de complicações destas queixas, tudo isto levou à inspiração deste estudo, ou seja, "Estudo da frequência de complicações da rinorreia persistente em crianças".

Foi feito um esforço para estabelecer uma escala de gravidade baseada nos sintomas. Uma escala de gravidade desenvolvida retrospetivamente a partir dos dados recolhidos neste estudo, para prever a taxa de complicações em doentes com rinorreia num futuro próximo.

Foram incluídos neste estudo 438 doentes do serviço de pediatria ambulatório durante o mês de março de 1998 a março de 1999. Foram selecionados aleatoriamente entre os que preenchiam os critérios de inclusão neste estudo.

Os resultados foram compilados e as conclusões foram tiradas principalmente para conhecer a frequência de complicações em doentes com rinorreia persistente, tratados no departamento de doentes externos do Government Medical College and Hospital, Nagpur.

Uma vez conhecida a taxa de complicações da rinorreia de presidente, pode ser efectuado um estudo mais aprofundado para avaliar o papel dos antibióticos em doentes de alto risco.

CAPÍTULO 2

Fisiopatologia da rinite

FISIOLOGIA DO NARIZ NORMAL

As principais funções do nariz são o aquecimento, a humidificação e a filtragem do ar inspirado.

O efeito é elevar a temperatura e a humidade relativa do ar inspirado para 32°C e 98%, respetivamente, e remover quaisquer partículas de diâmetro superior a Sum, bem como uma proporção das partículas mais pequenas e certas moléculas de gás, antes de o ar atingir o espaço subglótico, protegendo assim as delicadas vias aéreas inferiores.

OS FACTORES QUE PERMITEM UM AQUECIMENTO E UMA HUMIDIFICAÇÃO EFICIENTES SÃO

- Fluxo arterial abundante nas anastomoses arterio-venosas nos cornetos.
- Fornecimento abundante de fluidos pelas glândulas serosas anteriores, glândulas seromucosas, células caliciformes e transdução.
- Passagem nasal em forma de fenda, permitindo um contacto estreito do ar inspirado com as paredes da mucosa.
- Uma grande área de superfície da mucosa, que permite uma troca eficiente de calor e humidade.
- Mudanças rápidas no conteúdo sanguíneo dos sinusóides cavernosos, alterando a secção transversal da cavidade nasal para fazer face a exigências variáveis, à atividade física ou a uma alteração da temperatura ambiente.

OS FACTORES QUE PERMITEM UMA FILTRAGEM EFICAZ DAS PARTÍCULAS INALADAS INCLUEM

- Vibria na entrada da cavidade nasal.
- Uma grande área de superfície para a impactação de partículas.
- A morfologia em forma de fenda da passagem nasal, que resulta numa baixa velocidade linear das partículas e em turbulência, facilitando assim a deposição das partículas.
- Cílios que batem a 1000 pancadas/minuto: que transportam o muco para a nasofaringe a uma velocidade de 5 mm/minuto: as partículas inaladas presas na camada de muco são eliminadas em 10-15 minutos.

A FUNÇÃO "MEALHEIRO

A condensação do ar expirado ocorre na parte anterior da cavidade nasal, que é 3-4°c mais fria do que os pulmões, resultando numa poupança de cerca de 100 ml de água por dia, conhecida como função de banco.

FISIOPATOLOGIA DA RINITE

Os sintomas da rinite devem-se a alterações inflamatórias, a rinite crónica está associada a sintomas persistentes e incómodos que interferem com a mucosa nasal normal e incluem comichão, espirros, congestão ou obstrução nasal.

CLASSIFICAÇÃO DOS RINOCERONTES

- Rinite infecciosa

- Aguda
- Crónica

- Rinite alérgica

- Sazonal
- Perene

- Rinite não alérgica - NARES eosinofílica

- (Rinite não alérgica com síndroma de eosinofilia)
- Nonesinófilo

- Rinite Medicamentosa
- Rinite atrófica

RINITE INFECCIOSA

A rinite infecciosa pode ser aguda ou crónica e pode ser a consequência de uma deficiência local ou sistémica da defesa do hospedeiro.

Em casos de hiper-secreção, o muco flui através do respetivo seio sob a influência da gravidade.

Desde que a composição do muco se mantenha equilibrada, persiste uma camada de gel na superfície. O transporte do muco em diferentes direcções é dificultado pela coesão da camada de gel superficial devido à potência limitada do cílio intacto. O transporte de secreções cessa completamente apesar de a mucosa ciliar funcionar normalmente.

Uma alteração da viscosidade do muco através de uma alteração da composição da secreção tende a produzir uma camada de gel mais espessa que se aproxima da passagem pelos óstios sinusais. Este facto favorece a retenção do muco.

Quando existe uma infeção bacteriana ou viral, não só as glândulas da mucosa são afectadas, como toda a superfície da mucosa pode ser parcialmente destruída ou paralisada e, por conseguinte, incapaz de assegurar a sua função de depuração mucociliar.

O funcionamento ótimo do sistema de depuração mucociliar requer ventilação, humidificação, metabolismo, pressão osmótica e pH normais, bem como proteção contra estímulos nocivos externos.

A retenção da secreção ocorre devido à ação ciliar imobilizada. E este muco retido proporciona um excelente meio de cultura para o crescimento viral e bacteriano, produzindo assim um ciclo vicioso.

O CICLO VICIOSO DA INFLAMAÇÃO DAS VIAS RESPIRATÓRIAS

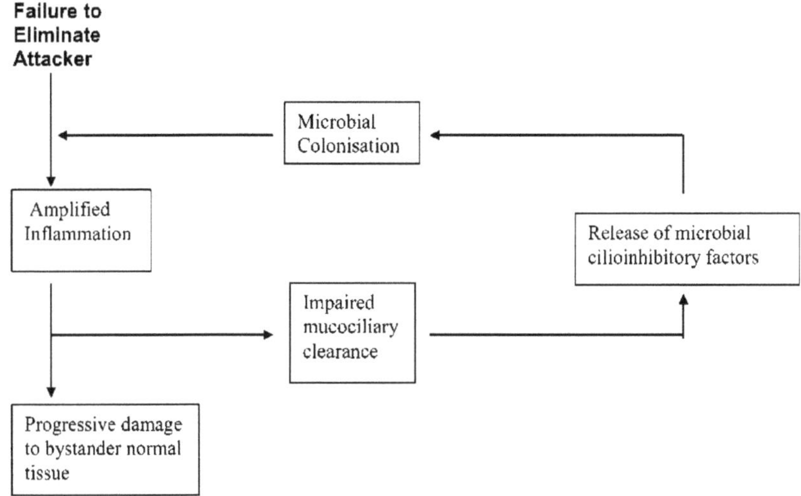

FACTORES PREDISPONENTES/PRECIPITANTES DA RINITE INFECCIOSA

Obstrução nasal:

O desvio do septo nasal, a hipertrofia dos cornetos, o aumento dos adenóides, interferem com a ventilação e a passagem livre do ar através da câmara nasal e com a secreção e o movimento do cobertor mucoso, predispondo assim à infeção. **Focos de infeção crónica:**

Os focos de infeção nos seios perinasais, na nasofaringe ou na faringe, ao diminuírem a resistência dos tecidos, favorecem a infeção. Os mais importantes na criança são a adenoidite crónica, a amigdalite e a sinusite.

Nutrição e carência de vitaminas

Há provas de que a fome e a subnutrição diminuem a resistência e que a taxa de mortalidade por sarampo, gripe pertussis e broncopneumonia é mais elevada entre as crianças pobres do que entre as mais abastadas. Diz-se que as carências de vitaminas A, C e D aumentam a suscetibilidade às infecções.

O pH da secreção nasal

Um desvio para o lado ácido está associado a menos bactérias, enquanto um desvio alcalino está associado a muitas bactérias na secreção nasal. Os cílios preferem um pH de 7, mas funcionam entre pH 6,4 e pH 8,5.

Doenças gerais

Qualquer doença geral, mas sobretudo as doenças renais, hepáticas, do sangue e a tuberculose podem diminuir a resistência geral à infeção.

AGENTES CAUSADORES

VÍRUS

Em geral, pode dizer-se que, nas comunidades, a infeção só ocorre quando a resistência de um indivíduo é reduzida, ou quando este é sujeito a uma concentração e virulência esmagadoras do agente causador. É geralmente aceite que a rinite infecciosa se deve a uma infeção por vírus filtráveis, seguida de uma infeção secundária por bactérias.

Apesar do rápido avanço da virologia e do isolamento, identificação e mesmo cultura de muitos vírus, ainda não se sabe ao certo qual a proporção de doenças respiratórias causadas por eles. Os vírus responsáveis pela rinite são o rinovírus, o coronavírus, o influenza, o parainfluenza, o vírus sincicial respiratório e o adenovírus.

BACTÉRIAS

As culturas da mucosa normal da área posterior do nariz são geralmente estéreis, desde que não estejam contaminadas a partir do vestíbulo e das áreas anteriores. As culturas das narinas anteriores revelam estafilococos em 43% dos indivíduos normais. Na rinite, as culturas das áreas posteriores podem ser culturas puras ou mistas de estreptococos, pneumococos, haemophilus influenza ou estafilococos.

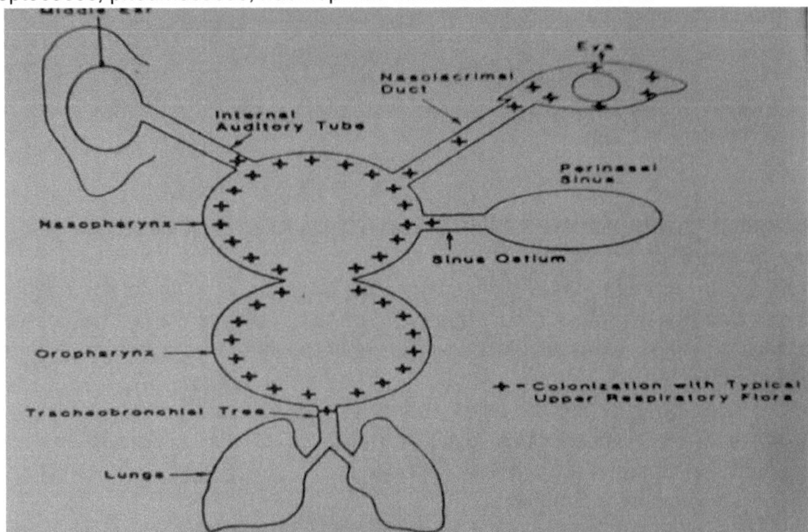

Fig. Representação esquemática da distribuição anatómica da flora típica das vias respiratórias superiores (TURF)

COMPLICAÇÕES

NASOFARINGITE E FARINGITE

A nasofaringe e a faringe estão invariavelmente infectadas em certa medida em todas as rinites.

SINUSITE

A sinusite é uma das complicações mais comuns da rinite infecciosa.

SALPINGITE FARINGO-TIMPÂNICA, OTITE MÉDIA E MASTOIDITE

A infeção ascende a partir da nasofaringe, invadindo sequencialmente a trompa faringotimpânica, o ouvido médio e a célula mastoideia. Pode ser interrompida em qualquer ponto da ascensão.

LMPADENITE

É geralmente transitória e afecta o grupo retrofaríngeo e faríngeo profundo.

TONSILITE

Uma inflamação ligeira acompanha normalmente a rinite, mas a amigdalite parenquimatosa ou folicular é considerada uma complicação.

COMPLICAÇÕES DO TRACTO RESPIRATÓRIO INFERIOR

A laringotraqueíte, a bronquite, a pneumonia e a asma constituem o grupo das complicações do trato respiratório inferior.

RINITE ALÉRGICA SAZONAL

A rinite alérgica sazonal, vulgarmente conhecida por febre dos fenos, é uma doença muito comum. É causada por uma sensibilidade aos alergénios que surgem no ambiente exterior de forma sazonal e que provocam uma exacerbação da doença na altura do seu aparecimento. Os alergénios mais comuns provêm de pólenes de árvores, pólenes de gramíneas ou pólenes de ervas daninhas e esporos de certas espécies de bolores. Após a exposição alérgica, a indução de sintomas nasais na fase inicial (rinite alérgica frequentemente associada a conjuntiva inchada e olhos lacrimejantes e com comichão e/ou gotejamento pós-nasal e tosse) num indivíduo sensibilizado é extremamente rápida e deve-se, em grande parte, à desgranulação de mastócitos mediada por IgE específica.

A obstrução nasal é o sintoma predominante da reação de fase tardia, juntamente com rinorreia e espirros. Esta reação de fase tardia deve-se à infiltração da mucosa nasal por células inflamatórias, em especial eosinófilos e basófilos.

RINITE ALÉRGICA PERENAL

Os sintomas da rinite alérgica perene são semelhantes aos da rinite sazonal, exceto que o sintoma predominante é a congestão em vez de espirros. A eosinofilia nasal após a exposição ao alergénio é um achado caraterístico da rinite alérgica perene.

COMPLICAÇÃO DA RINITE ALÉRGICA

A rinite alérgica está frequentemente associada a sintomas oculares incómodos e a perturbações das vias respiratórias inferiores, dos seios nasais e dos ouvidos. A rinite alérgica e a asma alérgica são doenças estreitamente relacionadas.

A sinusite é uma complicação potencial da rinite, uma vez que o inchaço da mucosa pode bloquear parcialmente as aberturas dos seios nasais, impedindo o fluxo normal das secreções nasais.

RINITE NÃO ALÉRGICA

Na rinite não alérgica, os doentes têm uma mucosa nasal hiper-reactiva que resulta numa resposta secretora mais pronunciada do que nos indivíduos normais.

A rinite não alérgica pode ser dividida em duas categorias

- Eosinofílico
- Não eosinofílico.

A rinite não alérgica eosinofílica é também conhecida como rinite não alérgica com síndrome de eosinofilia (NARES). Esta síndrome é caracterizada por secreção nasal, eosinofilia que acompanha a obstrução nasal e rinite moderada. A doença é caracterizada pela produção excessiva de leucotrienos através da via da lipoxigenase. Este excesso de leucotrienos pode ser responsável pelo início da resposta inflamatória. **A NARAS** está por vezes associada ao aparecimento de pólipos nasais, sinusite hiperplásica e asma não alérgica.

A rinite não eosinofílica não alérgica é também designada por rinite vasomotora. Esta doença é caracterizada por uma rinorreia aquosa prolífica que normalmente causa apenas uma obstrução nasal ligeira a moderada. Os sintomas associados são espirros, sintomas conjuntivais e dor de cabeça.

Esta doença é causada por um desequilíbrio na atividade do sistema nervoso autónomo, de tal forma que a subactividade simpática induz a obstrução nasal, enquanto a sobreactividade parassimpática induz a rinorreia.

RINITE MEDICAMENTOSA

A rinite medicamentosa é uma doença iatrogénica que se desenvolve após a utilização prolongada ou excessiva de sprays vasoconstritores e gotas nasais que contêm agonistas dos & adrenoreceptores. A causa possível da rinite medicamentosa é a redução da sensibilidade dos & adrenoreceptores nos vasos da mucosa, o que leva ao desenvolvimento de tolerância tanto ao fármaco administrado como à noradrenalina endógena. A doença é caracterizada por uma obstrução nasal que não responde a outros tratamentos. Com fármacos vasoconstritores e pode não melhorar com a interrupção do tratamento.

RINITE ATÓPICA

A rinite atópica é um corrimento nasal crónico caracterizado pela atrofia da mucosa nasal e do osso subjacente dos cornetos e pela presença de uma secreção viscosa que seca rapidamente e forma uma crosta que emite um odor desagradável caraterístico chamado ozena. Existe uma permeabilidade anormal das passagens nasais. A rinite atópica começa normalmente na puberdade e é muito mais frequente no sexo feminino do que no masculino. As causas possíveis são a sinusite crónica, a destruição cirúrgica excessiva da membrana da mucosa nasal e a sífilis. Existe uma atividade celular alterada ou uma perda de tolerância aos tecidos nasais que pode ser precipitada principalmente por uma infeção viral, a desnutrição e/ou a imunodeficiência também podem desencadear o processo autoimune destrutivo com a libertação de antigénios da mucosa nasal na circulação.

CAPÍTULO 3

Justificação

JUSTIFICATIVA

- A rinorreia persistente causa uma morbilidade significativa nas crianças. A maioria das crianças tem 20-30 episódios de infecções do trato respiratório superior nos primeiros cinco anos de vida (Selwyn BJ 1990)[43]
- Tem-se observado que a deficiência auditiva é um dos principais problemas entre as crianças, o que resulta em problemas de desenvolvimento num futuro próximo. As infecções do trato respiratório superior desempenham um papel importante na causa da surdez infantil.
- A mortalidade devida a complicações, por exemplo, infecções do trato respiratório inferior, representa uma parte importante da mortalidade infantil.
- As complicações relativas podem levar a problemas de saúde graves nas crianças com rinorreia persistente.
- Ao analisar a literatura até à data,. Verificámos que não foi realizado um estudo deste tipo na Índia.
- Sabe-se relativamente pouco sobre as abordagens preventivas para reduzir a mortalidade e a morbilidade, que poderiam ser a forma mais prática de reduzir a taxa de complicações, como a melhoria dos factores ambientais, a educação para a saúde, etc.

CAPÍTULO 4

Metas e objectivos

Metas e objectivos

- Estudar a frequência relativa das complicações da rinorreia persistente.
- Estudar a gravidade da rinorreia persistente com complicações e estabelecer uma escala de gravidade para os doentes com rinorreia persistente.
- Fornecer orientação aos pais e aos médicos relativamente ao problema muito comum da rinorreia persistente e também formular as bases do tratamento destes doentes.

CAPÍTULO 5

Revisão da literatura

As infecções do trato respiratório superior são as doenças mais comuns que requerem atenção médica entre os bebés e as crianças, pois sabe-se que causam uma morbilidade e mortalidade significativas entre eles.

As infecções respiratórias superiores caracterizam-se por rinorreia, tosse, febre e estão normalmente associadas a fadiga, irritabilidade e diminuição do apetite.

A infeção do trato respiratório superior é definida como a presença de

- Corrimento nasal mucoide ou purulento;
- Um corrimento nasal claro apenas se for acompanhado por uma mucosa nasal anormal, quer eritema (consistente com inflamação aguda) quer palidez (consistente com edema alérgico);
- Crostas nasais acentuadas;
- Faringite exsudativa com eritema amigdalino moderado ou acentuado.

A infeção respiratória superior pode ser um fator incitante ou precipitante de infecções bacterianas, como a otite média, a sinusite, a pneumonia, a doença peritonsilar, a mastoidite e até a meningite, que podem ameaçar a vida e a saúde.

De acordo com **Stansfield S.K.(1987)[46]** ; As infecções respiratórias agudas são comuns em crianças de todo o mundo em desenvolvimento. As complicações das infecções do trato respiratório superior matam cerca de 5 milhões de crianças por ano em todo o mundo, sendo responsáveis por 1/3 de toda a mortalidade infantil. Estima-se que 75% destas mortes ocorram devido ao desenvolvimento de infecções do trato respiratório inferior.

Num estudo pormenorizado sobre infecções do trato respiratório em vários países em desenvolvimento, realizado pelo Conselho de Ciência e Tecnologia para o Desenvolvimento Internacional em 1990, **Selwyn BJ[43]** sugeriu que 5-20% das infecções do trato respiratório superior evoluem para infecções do trato respiratório inferior. Destes que foram hospitalizados com infecções do trato respiratório inferior, 3 a 14% morreram. Afirmou também que as crianças com menos de 5 anos de idade, em todo o mundo, têm 3 a 8 episódios de infeção das vias respiratórias superiores e que as crianças dos países em desenvolvimento passam 20 a 40% dos primeiros cinco anos de vida a sofrer de rinorreia, tosse e congestão.

Douglas (1986)[12] afirmou que a constipação comum e as infecções do trato respiratório superior afectam milhões de pessoas.

Bulla a, Hitze KL (1978)[5] sugeriram que, nos países em desenvolvimento, mais de 75% das mortes por infecções respiratórias agudas são causadas por pneumonia, tanto bacteriana como viral. Afirmaram também que as infecções respiratórias agudas causam mais de um terço de todas as mortes entre crianças com menos de 5 anos de idade em muitos países em desenvolvimento, ultrapassando frequentemente a diarreia como principal causa de morte.

A incidência de infecções respiratórias agudas observada por **Kumarth KR, Feldman RA, Sudar Rao PSS, et al; (1969)[26]** em áreas urbanas é de quatro a oito episódios por criança por ano.

Carne S. (1979)[7] afirmou no seu estudo que as infecções do trato respiratório superior constituem a principal razão para a procura de cuidados em serviços de urgência pediátrica e só perdem para as consultas de puericultura nos consultórios de pediatras privados.

Croften J. e Douglas A. (1975)[9] afirmam que há uma perda média de 1-2 semanas de escolaridade por ano e por criança e que esta se deve principalmente a infecções respiratórias agudas.

OMS (1981)[56] no seu memorando afirma que a mortalidade devido a infeção respiratória aguda é mais elevada em bebés e crianças com menos de 5 anos de idade, entre os quais pode representar até 27% de todas as mortes registadas.

Kogan MB, Pappas G, Yu SM et al (1994)[27] afirmam que o custo dos medicamentos de venda livre e dos medicamentos sujeitos a receita médica para a constipação comum ascende a milhares de milhões de dólares.

Kunin CM, Johansen KS, Worning AM, et al (1990)[30] referem que as infecções respiratórias agudas nos países em desenvolvimento desperdiçam os recursos dos serviços de saúde patrocinados pelo governo e acredita-se que aumentam a ocorrência de estirpes bacterianas resistentes aos medicamentos na população.

Soyka LF, Robinson DS, Lachant N et al, (1975)[45] afirmam que não há benefício do tratamento com antibióticos para infecções não complicadas do trato respiratório superior.

Evans FO Jr., Sydnor JB, Moore We et al, (1975)[13] afirmaram que uma proporção das constipações é complicada por certas condições como a sinusite, etc., que requerem uma terapia antimicrobiana.

Gonzales R, Sande M. (1995)[19] **e Me caig LF, Hughes JM. (1995)**[34] afirmam que, apesar de os antibióticos serem frequentemente prescritos para infecções não complicadas do trato respiratório superior, estas doenças são a segunda razão mais comum para a prescrição de antibióticos pelos médicos de família.

OMS (1984), Na Bula da OMS[57] foi citado que a infeção respiratória aguda (IRA) é responsável por 12 a 45% das admissões de crianças no hospital nos países menos desenvolvidos. A taxa está inversamente relacionada com a idade, atingindo um pico de oito a nove infecções nos primeiros dois anos de vida e diminuindo para três a quatro por ano na idade escolar. As IRA são responsáveis por 20-60% de todas as consultas pediátricas em ambulatório.

Selwyn BJ (1990)[43] afirmou que as taxas de incidência tanto de IRA como de ILP são mais elevadas no estrato das crianças mais jovens, independentemente do seu estatuto de fator de risco. Uma criança mais jovem, com menos de 17 meses de idade, corre um risco mais elevado de IRA e ILP do que as crianças mais velhas.

Wald ER, Guerra N, Byers C . (1991)[54] definiu uma infeção respiratória superior (IRA) simples como a presença de corrimento nasal ou congestão nasal com ou sem tosse. Uma IRA complicada foi definida como uma IRA simples acompanhada de otite média ou sinusite.

Afirmaram também que uma mucosa respiratória inflamada pode recuperar de forma incompleta entre episódios, levando a sintomas recorrentes e persistentes.

Fergerson CF e Kendig EL (1972)[14] afirmaram que uma rinite bacteriana purulenta secundária pode seguir-se a uma rinite viral.

Gellis SS e Kagan BM (1978)[17] sugeriram que se deve suspeitar de rinite bacteriana quando a congestão nasal é acompanhada por uma descarga purulenta espessa, amarela ou verde.

Ballenger[2] no seu livro de texto de Disease of the Nose, Throat and Ear (1977) afirmou que pode ocorrer uma invasão bacteriana secundária que prolonga a doença por 6 a 8 dias. A implicação é que a purulência representa uma complicação da rinorreia clara que prolonga a doença.

Hable A, Washington JA, Herrmann EC, et al (1971)[21] define infeção respiratória aguda como uma doença de início súbito com rinorreia, faringite ou tosse, indicando envolvimento da mucosa do nariz, garganta ou brônquios. As caraterísticas clínicas secundárias, como a febre e a adenopatia cervical, estavam frequentemente presentes.

A constipação comum é definida como uma infeção ligeira, geralmente afebril, do trato respiratório superior, em que a maioria dos sinais clínicos é causada pela inglamação da membrana mucosa do nariz. Ocasionalmente, pode ocorrer disseminação para estruturas contíguas, como os seios paranasais ou a faringe. Os espirros, a coriza, o lacrimejo e o arranhar da garganta são sintomas comuns da IU.

As complicações bacterianas que ocasionalmente acompanham ou seguem as infecções respiratórias superiores são a otite média, a sinusite, a mastoidite, a celulite peritonsilar, a pneumonia e a meningite.

Townsend EH e Radebaugh JF (1962)[49] definiram complicação como um novo sinal ou sintoma de doença ou perturbação do sistema respiratório, incluindo otalgia, exsudado tonsilar, pneumonia (lobar e difusa), otite média ou morte.

Todd JK (1984)[48] sugeriu que os organismos que parecem causar doenças do trato respiratório em crianças ou são vírus ou são organismos que são componentes comuns da flora típica do trato respiratório superior (TURF) de crianças normais, tornando, pelo menos teoricamente, difícil distinguir os últimos organismos que estão envolvidos na causa da doença dos organismos coincidentemente isolados da TURF de doentes com doenças de outra etiologia.

Gadomski A, (1993)[16] citou que as infecções respiratórias superiores (IRA) são caracterizadas por rinorreia, tosse, febre e, normalmente, por fadiga, irritabilidade e diminuição do apetite. As infecções respiratórias superiores são uma fonte de morbilidade significativa nas crianças e têm sido associadas ao desenvolvimento de certas infecções bacterianas.

Denny FW, Dingle JH (1958)[10] , **Krasinski K, Nelson JD, Bulter S et al (1987)**[29] **e Wald ER, Guerra N, Byers C, (1991)**[54] sugeriram que as IU podem ser um fator de incitamento ou de precipitação de infecções bacterianas, tais como otite média, sinusite, pneumonia, doença peritonsilar, mastoidite e mesmo meningite.

Um estudo realizado na Índia por **Verma IC, Menon PSN (1981)**[51] demonstrou um aumento da incidência de IRA entre as crianças do grupo socioeconómico mais baixo e em agregados familiares com mais gente.

Selwyn BJ (1990)[43] referiu que cada novo episódio de infeção do trato respiratório pode ser um convite a uma doença mais grave com potencial progressão para a morte, especialmente em crianças que vivem em ambientes desfavorecidos e que têm uma menor resistência à infeção. As crianças não só morrem de infeção do trato respiratório, como também ficam doentes durante um longo período de tempo, um fardo que afecta o crescimento e a energia para a aprendizagem.

Montgomery JM, Lehmann D, Smith T et al (1990)[36] sugeriram que o corrimento nasal crónico é suscetível de resultar e contribuir para a disseminação de um grande número de bactérias que colonizam o trato respiratório superior.

As casas cheias de gente e de fumo em que as pessoas vivem, o manuseamento constante das crianças por muitos membros da família e a elevada prevalência de bronquite crónica resultam, sem dúvida, nas elevadas taxas de transmissão de bactérias na comunidade.

Boxter JD, (1990)[3] sugeriu que, com a melhoria das condições de vida, da higiene e dos serviços de saúde primários, haverá uma diminuição gradual da prevalência e da gravidade da otite média ao longo de vários anos.

Hable A, Washington JA, Herrmann EC et al (1971)[21] afirmam que o tratamento de apoio tem um papel importante no tratamento das infecções respiratórias agudas (IRA)

As crianças com IRA podem sofrer de anorexia ou ter dificuldade em mamar devido à obstrução das vias respiratórias e a problemas respiratórios. Assim, a quantidade de alimentos e líquidos ingeridos durante a doença e durante a fase de recuperação da IRA deve ser aumentada para que a criança recupere rapidamente.

Outras medidas de apoio incluem a limpeza do nariz da criança, o fornecimento de calor no tempo frio e o aumento da humidade do ar para acalmar as vias respiratórias superiores. O vestuário apertado deve ser desapertado devido à possível interferência com a respiração.

Hable A, Washington JA e Herrmann EC (1971)[21] também salientaram a educação para a saúde porque a gestão eficaz dos cuidados depende da informação e do envolvimento da comunidade. A educação para a saúde deve:-

- Aumentar a capacidade das famílias para distinguir as doenças respiratórias moderadas e graves das doenças ligeiras.
- Educar a comunidade sobre a terapia de apoio simples
- Promover a imunização atempada contra o sarampo, a tosse convulsa e a difteria
- Promover o aleitamento materno dos bebés e a nutrição de todas as crianças
- Reduzir o fumo dos pais e outras poluições domésticas

Henderson FW, Giebink GS (1986)[24] afirmam que as IUR virais são o principal fator de risco para a disfunção da trompa de Eustáquio que conduz à otite média.

Merchant CD, Shurin PA, Turezyk VA et al (1984)[33] sugeriram que as alterações inflamatórias da mucosa respiratória registadas no início do primeiro ano podem predispor a efusão recorrente e persistente do ouvido médio.

De acordo com **Bylander A (1984)**[6] infeção do trato respiratório superior em crianças pode ter um efeito deletério numa hipofunção latente da trompa de Eustáquio e, assim, contribuir para a persistência da otite média com efusão (OME).

Halsted C, Lepoco ML, Balassanian N et al (1968)[22] afirmaram que os achados de uma membrana timpânica vermelha ou amarelada, ausência de reflexo de luz, ausência de pontos de referência e abaulamento da pars tensa e flacidez estão altamente correlacionados com a presença de líquido do ouvido médio contendo bactérias e polimorfos.

Carne S. (1979)[7] referiu que, muito frequentemente, uma criança com um tímpano vermelho tem também uma garganta vermelha e vice-versa. **Carne S. (1979)**[7] também sugeriu que, quando a criança tem uma infeção do trato respiratório superior, o seu nariz está mais entupido do que o habitual, respira pela boca e, por isso, fica com dor de garganta.

Steinweg KK (1983)[47] referiu que as crianças com rinorreia purulenta diferem das crianças com rinorreia clara por terem uma incidência significativamente elevada de agentes patogénicos do ouvido médio, o que reflecte uma taxa de colonização mais elevada.

Wald ER, Guerra NK, Byers C et al (1991)[54] relataram 2741 infecções respiratórias durante o período de 3 anos. Destas, 801 (29,2%) foram complicadas por otite média. Durante os primeiros dois anos de vida, as crianças em qualquer tipo de creche tinham mais probabilidades de ter otite média como complicação de uma infeção do trato respiratório superior do que as crianças em casa.

Leach AJ, Magrsc, Boswell JB et al (1994)[31] referiram que a otite média afecta os aborígenes de todas as idades, sendo que a otite média supurativa crónica (OMCS) continua a prevalecer nas crianças aborígenes, causando perda de audição, desvantagens educativas e, mais tarde, incapacidade social. A idade precoce da infeção e a multiplicidade de tipos de bactérias podem contribuir para o transporte prolongado e para a lesão da trompa de Eustáquio, levando a uma otite média persistente.

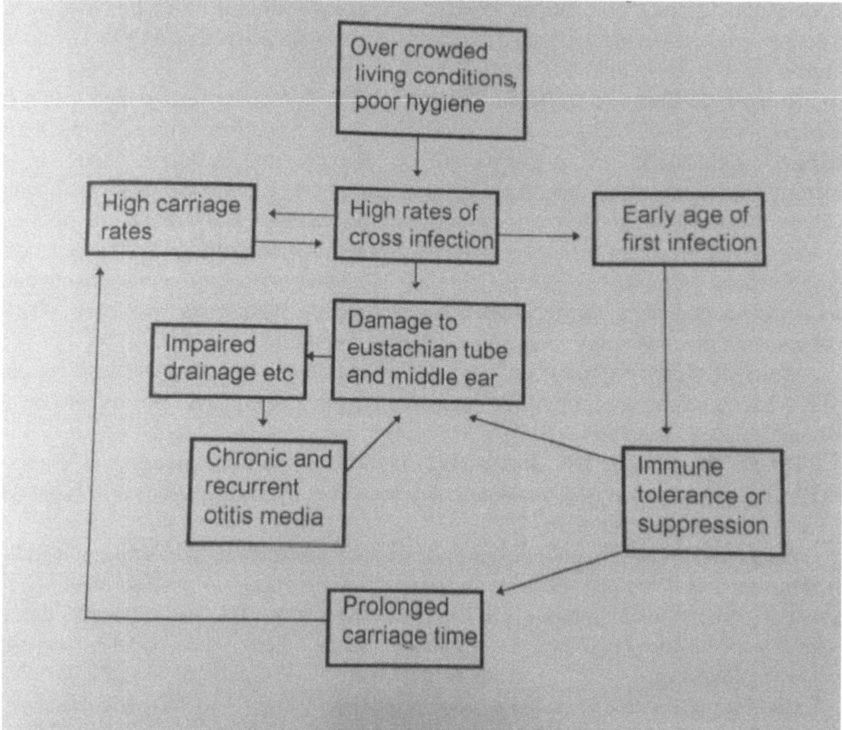

Schwartz R, Rodiguez WJ, Mann R. et al (1979)[42] compararam a timpanocentese com culturas semiquantitativas da nasofaringe em 225 crianças com otite média supurativa. Se fosse dada uma atenção muito cuidadosa à técnica, 72% das culturas nasofaríngeas semiquantitativas estavam de acordo com o resultado da cultura do ouvido médio. 16% das culturas adicionais da nasofaringe foram positivas em doentes que tinham fluido do ouvido médio estéril e 7% não apresentaram crescimento de qualquer agente patogénico na nasofaringe, apesar do crescimento na cultura da timpanocentese.

Otten FWA, Grote J J (1990)[37] num estudo clínico aleatório controlado por placebo efectuou uma análise para detetar qualquer relação entre a evolução individual da rinite purulenta e da otite média com efusão (OME), comparando os padrões de recuperação de ambas as condições. Das 79 crianças com um padrão de recuperação pobre para a rinite purulenta, 78,5% apresentaram o mesmo padrão de recuperação pobre para a OME. Das 60 crianças em que a rinite purulenta foi curada, apenas 50% apresentaram um padrão de má recuperação para OME. Existe uma diferença estatisticamente significativa entre estas percentagens ($P < 0,01$).As crianças com rinossinusite crónica parecem ter um risco elevado de desenvolver otite média crónica com efusão. A OME não é curável em crianças nas quais a infeção crónica do trato respiratório superior persiste e, por conseguinte, numa pequena percentagem dos casos, desenvolve-se uma forma crónica de OME que conduz a uma perda auditiva condutiva de longa duração. Se o tratamento desta infeção crónica for bem sucedido, a OME também desaparecerá. A perda auditiva prolongada devido à OME parece ser desfavorável para o desenvolvimento da criança, pelo que é importante poder distinguir o grupo de crianças em risco de desenvolver uma forma crónica de OME. Um desses grupos de risco é formado por crianças com infeção crónica do trato respiratório superior.

Rugger! C, Barberio G, Pajno GB, et al (1990)[40] afirmaram que a otite média com efusão ocorre em 35-40% das crianças que sofrem de rinite alérgica. O principal mecanismo patológico identificado foi a disfunção da trompa de Eustáquio após o seu comprometimento durante a infeção alérgica do nariz. Como resultado desta disfunção, a cavidade timpânica é afetada por secreções acumuladas, proliferação de germes e alterações de hipersecreção da mucosa de revestimento. A persistência prolongada destas secreções pode prejudicar as funções normais da cadeia ossicular e, consequentemente, a transmissão dos sons, levando ao aparecimento de hipoacusia que pode interferir negativamente no desenvolvimento físico e mental da criança.

Wald ER (1985)[52] referiu que a sinusite aguda ocorre como complicação em cerca de 0,5% das constipações comuns, se considerarmos que as crianças têm, em média, seis a oito constipações por ano.

Dingle JH, Badger GF, Jordan WS, (1964)[11] e **Wald ER, Guerra N, Byers S, (1991)**[52] referem que a sinusite bacteriana aguda se segue à constipação comum em 0,5% a 5% dos casos, respetivamente.

Wald ER, (1988)[53] sugeriu que o evento precipitante na sinusite aguda é normalmente uma infeção viral do trato respiratório superior que produz inflamação da mucosa. Também referiu que 15% das crianças com IRA de qualquer duração desenvolveram algum tipo de complicação, incluindo otite média, adenite sinusal e sintomas prolongados.

Giebink GS (1994)[18] sugeriu que a inflamação da mucosa pode resultar na obstrução dos óstios sinusais e na retenção de líquido nas cavidades sinusais. Sem uma drenagem adequada, as bactérias que fazem parte da flora normal do trato respiratório superior podem ficar retidas e proliferar neste espaço. A fisiopatologia da sinusite aguda é semelhante à da otite média aguda, pelo que a sinusite e a otite média podem coexistir.

Wald E, Reilly J, Casselbrant M et al (1984)[55] num estudo comparativo, estudaram a microbiologia e o tratamento da sinusite maxilar aguda. A radiografia dos seios nasais foi efectuada em crianças de 1 a 16 anos de idade que apresentavam sintomas respiratórios prolongados (ou seja, corrimento nasal ou tosse diurna, ou ambos, durante 10 a 30 dias sem melhoria) ou sintomas respiratórios graves definidos por febre concomitante (> 39°c) e rinorreia purulenta durante 3 a 4 dias. 50 crianças cumpriam estes critérios clínicos rigorosos e apresentavam achados radiográficos anormais em pelo menos um dos seios maxilares. A aspiração dos seios maxilares afectados e a cultura do material demonstraram que foi possível recuperar um agente patogénico bacteriano em 70% destas crianças.

Arruda LK, Mimica IM, Sole D, et al (1990)[1] observaram que a história de presença de secreção nasal purulenta, asma brônquica, eosinófilos sanguíneos elevados e IgE sérica elevada foram encontrados com maior frequência em crianças com opacificação completa do seio maxilar. Concluíram que as crianças com opacificação radiológica completa do seio maxilar apresentavam infeção bacteriana em quase 70% dos casos.

Rachelefsky GS, Goldberg M, Katz RM, et al (1978)[38] afirmam que existem dificuldades em compreender o significado das anomalias radiológicas em crianças que não apresentam sintomas e sinais bem definidos de sinusite aguda. Os sintomas e sinais que se apresentam como respiratórios foram:- **Sintomas:-** Dor de cabeça, gotejamento pós-nasal, dor nos maxilares ou nos dentes, dor nos olhos, nos ouvidos ou na face, obstrução nasal, rinorreia, tosse, febre, dor, epistaxe, limpeza da garganta, comichão e pieira.

Sinais: - Edema dos cornetos nasais, gotejamento pós-nasal e rinorreia (cor e consistência), edema e sensibilidade facial, pólipos nasais, pieira e otite média

Kovatch AL, Wald ER, Ledesma MJ et al (1984)[28] **e Shopfner CS, Rossi JO (1973)**[44] afirmam que, em crianças com mais de um ano de idade, as radiografias anormais do seio maxilar são pouco frequentes e estão geralmente relacionadas com a inflamação do trato respiratório superior. As anomalias radiológicas do seio maxilar foram encontradas em apenas 7% das crianças sem sintomas respiratórios ou sem história de infeção do trato respiratório superior nas últimas 2 semanas. Em contrapartida, foram encontradas anomalias em 56% a 75% das radiografias de crianças com uma infeção atual do trato respiratório superior.

(1) Um corrimento nasal mucoide ou purulento;

(2) Um corrimento nasal claro apenas se for acompanhado por uma mucosa anormal, quer eritema (consistente com inflamação aguda) quer palidez (consistente com edema alérgico);

(3) crostas nasais acentuadas; ou

(4) faringite exsudativa com eritema tonsilar moderado ou acentuado.

Melon J (1983)[35] sugeriu que as alterações inflamatórias na mucosa nasal induzidas por mecanismos alérgicos podem causar a obstrução dos óstios do seio maxilar. Após a ocultação do óstio, pode ocorrer edema da mucosa, hipersecreção e retenção de líquidos, com diminuição das trocas gasosas no seio.

Gwaltney JM, Phillips CD, Milter RD, et al (1992)[20] efectuaram estudos tomográficos computorizados das passagens nasais, complexo ostiomeatal e seios paranasais em 31 doentes. 71% (22) deles relataram congestão nasal e dos indivíduos com congestão 95% (21) tinham oclusão do infundíbulo etmoidal em comparação com 33% (3 dos 9 pacientes) sem congestão. (p=0,001 pelo teste exato de Fischer). Todos os 22 indivíduos que referiram congestão tinham anomalias de um ou mais seios nasais, em comparação com 5 dos 9 indivíduos (56%) que não referiram congestão (p=0,004 pelo teste exato de Fischer). Pensa-se que a extensão da doença aos seios paranasais representa uma complicação.

Selwyn BJ (1990),[43] em estudos longitudinais de infecções respiratórias agudas produziu uma mistura disponível de taxas de IRA (infecções respiratórias superiores) para IRA (infecções respiratórias inferiores) que varia entre 4 e 14 episódios de IRA por cada episódio de IRA por criança por ano.

Hazlett DIG, Bell TM, Tukel PM, et al (1988)[23] **Ruutu P, Halonen P, Meurmano , et al (1990)**[41] **& Borrero I, Fajaurdol L, Bedoya A, et al, (1990)**[4] sugeriram que as infecções respiratórias superiores podem progredir para envolver o trato respiratório inferior como parte da história natural de certas infecções virais. Por exemplo, as infecções pelo vírus sincicial respiratório, pela gripe ou pela parainfluenza podem começar como uma infeção respiratória superior (IRA) e depois evoluir para envolver os brônquios e o trato respiratório inferior. As síndromes clínicas resultantes de bronquiolite, bronquite, bronquite e pneumonia viral são comuns tanto em países desenvolvidos como em países em desenvolvimento.

Juruper EF, (1970)[25] sugeriu a necessidade de uma avaliação clínica da qualidade de vida relacionada com a saúde (QVRS), porque tanto os adultos como as crianças com asma e rinite se sentem angustiados pelos sintomas e estão limitados nas suas actividades quotidianas, como o desporto, o trabalho ou a escola e a participação noutras actividades com os amigos. Além disso, sofrem de tensão emocional em resultado de ambas as doenças.

Cherian T (1997)[8] realizou um estudo piloto em Vallore, na Índia, onde examinou crianças com rinorreia muito prolongada (>2 meses) e descobriu que 12% sofriam de otite média supurativa crónica e perda de audição. A rinorreia persistente foi significativamente associada à descarga crónica do ouvido. Assim, a rinorreia crónica pode ser uma causa de morbilidade significativa a longo prazo nas crianças, especialmente nas dos países menos desenvolvidos.

Lundback B, (1998)[32] referiu que as taxas de prevalência da asma e da rinite alérgica aumentaram. Estima-se que, a nível mundial, entre 1% e 20% das crianças e jovens adultos sofram de asma e cerca de 20% dos indivíduos sofram de rinite alérgica. Os resultados mostram que um adulto com uma história familiar de asma ou rinite tem um risco de três a quatro vezes de desenvolver asma e de duas a seis vezes de desenvolver rinite.

Urval KR (1998)[50] afirmou que a rinite alérgica continua a ser um problema importante que afecta pessoas de todas as idades. Embora a rinite alérgica seja considerada uma doença trivial pelo público e pela comunidade médica, a evidência de que a rinite alérgica é um fator de risco para o desenvolvimento de doenças associadas, como a asma, a sinusite, a otite média com efusão e os pólipos nasais, é mais bem apreciada.

Rachelefsky GS (1999),[39] analisou todos os principais estudos relacionados com a epidemiologia e os efeitos da rinite alérgica e a relação entre a rinite alérgica e a asma, sinusite e outras doenças das vias respiratórias. Afirmou que a prevalência da rinite alérgica, da asma e da sinusite está a aumentar e que o tratamento atempado e optimizado da rinite alérgica pode ajudar a prevenir estas doenças ou, pelo menos, a evitar o seu agravamento. Consequentemente, existe uma necessidade imediata de estabelecer orientações nacionais, baseadas em provas, para gerir a rinite e a rinite co-existente com outras doenças das vias respiratórias.

CAPÍTULO 6

Metodologia

Conceção: trata-se de um estudo prospetivo caso-controlo em que estudámos dois grupos de população, um exposto (casos) e outro menos exposto (controlos). O principal objetivo deste estudo é determinar a taxa de complicações em ambos os grupos.

População: população estudada dividida em dois grupos.

I **Grupo exposto E1 (Rinorreia persistente) -** O grupo exposto incluiu os doentes que sofriam de rinorreia persistente durante mais de dez dias.

11. **Grupo menos exposto EO (Rinorreia aguda) -** o grupo menos exposto incluiu os doentes que apresentavam rinorreia com uma duração inferior a dois dias.

Critérios de seleção

Critérios de inclusão:

1. Crianças com idades compreendidas entre os 6 meses e os 12 anos.
2. Crianças com queixa principal de rinorreia .

Para o grupo E1 - Rinorreia de mais de 10 dias.

Para o grupo EO - Rinorreia de duração inferior a 2 dias.

Os critérios de exclusão deste estudo foram :

1. Crianças com idade inferior a 6 meses e superior a 12 anos.
2. Infeção aguda do trato respiratório inferior no momento da inscrição.
3. Outras doenças associadas, como a doença falciforme, anomalias craniofaciais, doença que exija hospitalização ou qualquer outra doença grave.
4. História de ingestão de antibióticos nas últimas 48 horas.

Tamanho da amostra :

Dimensão da amostra estimada com base nos resultados de um estudo-piloto efectuado por

Cherian T. em Vellore em 1997.[8]

P1 - proporção de complicações no grupo E1 0- 0,20

P2 - proporção de complicações no grupo E0-0,10 (assumindo que P2 < Metade de P1).

a =0.05

Potência - 0,80

O rácio E1:E0 é de 1.

A dimensão estimada da amostra necessária foi de 219 em cada um dos grupos.

Assim, o número de pacientes a serem estudados foi:

No grupo E1 - 219

No grupo E2 - 219

Procedimento:

Os pacientes incluídos neste estudo foram cuidadosamente selecionados. Os pacientes estavam entre a faixa etária de 6 meses a 12 anos, com rinorreia de mais de 10 dias para o grupo E1 e rinorreia de <2 dias para o grupo E0.

- Após a inscrição, foram obtidos os dados de base, clínicos e demográficos, que incluíam a idade, o sexo, o estatuto socioeconómico da família e o fumo no interior das habitações.
- Após a recolha dos dados de base, foi feita uma história detalhada da rinorreia, juntamente com os sintomas associados, que incluíam pormenores da rinorreia (cor, tipo, duração, etc.), dor de ouvidos, linfadenopatia, tosse com respiração ruidosa,

alterações do padrão de sono, apetite e atividade.

- O historial de tratamento médico e a utilização de descongestionantes nasais também são tidos em consideração.
- Os doentes foram cuidadosamente examinados por dois residentes, um deles o investigador e o outro residente do Departamento de Otorrinolaringologia. O exame incluiu o exame completo do ouvido, nariz e garganta com espéculo nasal e otoscópio, para além do exame geral e sistémico.
- Os exames incluídos foram o hemograma e o exame de esfregaço nasal para deteção de eosinófilos. O número de eosinófilos superior a 5 no exame de esfregaço nasal é considerado sugestivo de origem alérgica.
- Se se suspeitava de infeção, era iniciado um antibiótico adequado.
- Exame de acompanhamento efectuado em todos os doentes para verificar as complicações.

Isto foi feito no dia 3rd e no dia 10th da inscrição. Todos os pacientes receberam um cartão de acompanhamento.

No 30º dia, foi efectuada a timpanometria para determinar a deficiência auditiva de impedância com a ajuda de um audiómetro de impedância. A timpanometria foi efectuada por um otorrinolaringologista.

Timpanometria

A timpanometria é definida como a medição da alteração da impedância do ouvido médio no plano da membrana timpânica em resultado de alterações da pressão do ar no meato auditivo externo.

O instrumento medidor de impedância áudio tem uma sonda que é hermeticamente selada no meato auditivo externo, produzindo assim uma cavidade estanque ao ar. Esta cavidade é delimitada lateralmente pela sonda, medialmente pela membrana timpânica e perifericamente pelo canal auditivo externo. Esta sonda tem 3 aberturas, através de uma das quais o tom da sonda é apresentado ao ouvido. A segunda abertura permite que o som refletido pela membrana timpânica passe através dela e seja processado por um amplificador de microfone e pelo sistema de medição necessário para calcular a quantidade de som refletido. A terceira abertura está ligada a um sistema de manómetro com bomba de ar, de modo a que a pressão no interior da cavidade hermaticamente fechada do meato auditivo externo possa variar entre mais 300 e menos 600 mm de pressão de água. O objetivo da variação da pressão do ar é produzir uma alteração na rigidez da membrana timpânica, de modo a que a quantidade de energia sonora que é reflectida pela membrana timpânica possa ser medida em função da alteração da rigidez da membrana timpânica. Desta forma, pode também determinar-se a pressão do ar à qual o ar funciona mais eficazmente, ou seja, transmite a maior quantidade de som. Esta pressão específica é a pressão do ar no interior da cavidade do ar médio e é designada por "pressão do ouvido médio".

O resultado deste teste timpanométrico, quando visualizado graficamente, é designado por timpanograma.

Qualquer lesão na membrana timpânica, no ossículo, no espaço aéreo da cavidade do ouvido médio e também a contração do músculo do ouvido médio causarão um dano na impedância do mecanismo do ouvido médio, provocando assim alterações na quantidade de som refletido para a membrana timpânica.

Timpanograma normal

O timpanograma normal demonstra boa mobilidade (complacência do sistema do ouvido médio) com complacência máxima (pressão de pico) à pressão da atmosfera ambiente (0 mm de pressão da água).

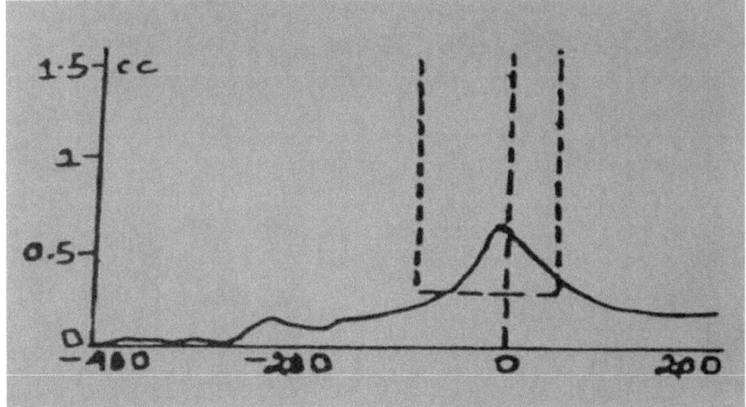

Fig. Timpanograma normal

Timpanograma anormal

Timpanograma plano sem qualquer pico de pressão ou complacência mensurável observado na otite média secretora ou alterações adesivas grosseiras no ouvido médio.

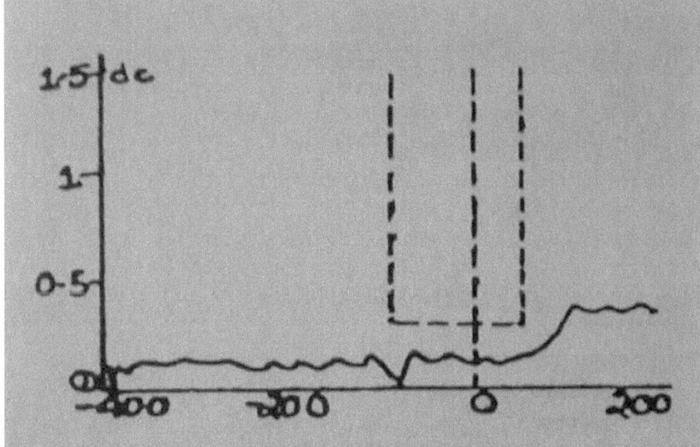

Fig. Timpanograma anormal

Foi obtido o consentimento oral dos pais de todos os doentes. O procedimento foi descrito em pormenor. O estudo foi efectuado em regime ambulatório.

Variáveis de resultado

(A) Resultado a curto prazo

(B) Resultado a longo prazo

(A) Resultado a curto prazo :

O desfecho imediato deste estudo foi a ocorrência de complicações em pacientes que apresentavam rinorreia por mais de 10 dias, a complicação é definida como rinorreia por mais de 10 dias, a complicação é definida como rinorreia acompanhada por um dos seguintes:

Otite média : Que pode ser secretora ou supurativa. Diz-se que o doente tem otite média se houver

- Membrana timpânica anormal ao exame otoscópico.
- Presença de drenagem de qualquer um dos ouvidos; em qualquer altura durante o período de acompanhamento.
- Timpanometria anormal no dia 30 .th

Amigdalite: A amigdalite como complicação foi definida como congestão juntamente com amigdalite parenquimatosa ou folicular.

Faringite : Congestão da parede da faringe.

Sinusite : Diz-se que o doente tem sinusite se houver

1. Inchaço no rosto
2. Sensibilidade facial ou paranasal.

Linfadenite: Grupo de gânglios linfáticos cervicais, sensíveis e palpáveis, com um tamanho superior a 1,5 cm.

Infeção aguda do trato respiratório inferior:

1. Taquipneia < 12 meses de idade - se a frequência respiratória for > 50/m.
   >12 meses de idade- se a frequência respiratória > 40/m
2. Estertores, pieira, cianose
3. O peito no desenho.
   É efectuada uma radiografia do tórax e iniciado o tratamento adequado.

Hospitalização:

A hospitalização por qualquer causa é classificada como -

- Causa definitivamente relacionada com rinite
- Causa possivelmente relacionada com rinite
- Causa não relacionada com a rinite

Mortalidade:

Registar a morte por qualquer causa classificada como -

- Morte relacionada com a rinite
- Morte possivelmente relacionada com rinite
- Morte não relacionada com a rinite

(B)Resultado a longo prazo

Os resultados a longo prazo incluem o rastreio do timpanograma no dia 30th para a deficiência auditiva por impedância.

Todos os dados foram registados num **formulário - Anexo - A.**

Estudo piloto:

Foi efectuado um estudo piloto em 50 doentes de ambos os grupos. Todos os doentes foram observados pelo investigador e por um observador do mesmo departamento. Antes do estudo piloto, o procedimento foi padronizado. A concordância entre observadores relativamente aos sintomas e complicações foi avaliada pelo teste Kappa.

Verificou-se uma boa correlação entre o investigador e o observador na correlação dos sintomas com as complicações através da estatística Kappa, Fleiss L (1981)15 , que foi de 0,75.

No estudo piloto, as zaragatoas nasais foram enviadas para cultura. Mas todos os relatórios eram sugestivos da presença de agentes comensais nas zaragatoas nasais e não foram enviados para cultura neste estudo.

Após a conclusão do estudo-piloto, este foi efectuado.

Desenvolvimento da escala de gravidade :
Análise univariada :

As variáveis contínuas serão analisadas pelo teste t e as variáveis categóricas serão analisadas pelo teste do Qui-Quadrado e pelo teste exato de Fisher. As variáveis que forem consideradas significativas, ou seja, p <_ 0,20 na análise univariada, serão incluídas na análise multivariada.

Análise multivariada:

Regressão logística múltipla a ser aplicada para estudar a relação entre complicações e sintomas, ajustando o efeito de outras covariáveis. Na primeira etapa, todas as variáveis consideradas significativas na análise univariada devem ser incluídas na análise de regressão logística múltipla.
modelo. As variáveis consideradas significativas na análise univariada devem ser incluídas no modelo. As variáveis que mantiverem a significância, ou seja, p_> 0,05, devem ser introduzidas no modelo final.

Desenvolvimento da escala de gravidade:

Com base no coeficiente de regressão (Beta) obtido no modelo de regressão logística múltipla, serão atribuídos pesos estatísticos a cada fator de previsão no modelo final.

A cada sujeito será atribuída uma pontuação para cada variável preditora com base no peso estatístico e será obtida a pontuação total para um indivíduo.

CAPÍTULO 7

Observações e análise de dados

Este estudo foi realizado no Government Medical College and Hospital, Nagpur, de março de 1998 a março de 1999. Foram recrutados 438 doentes com idades compreendidas entre os 6 meses e os 12 anos, de acordo com os critérios de inclusão. Antes deste estudo, foi efectuado um estudo-piloto para determinar a viabilidade e a normalização deste estudo. Neste estudo, foram recolhidos dados de base num **formulário** programado - **Anexo A.** Foram efectuados exames clínicos e investigações laboratoriais e, por fim, apuradas as variáveis de resultado do estudo.

As observações gerais do presente estudo são as seguintes

A Tabela I mostra a distribuição dos doentes de acordo com os grupos etários. A distribuição das crianças em ambos os grupos era comparável.

Quadro I

A distribuição etária nos grupos de estudo

S. No.	Age Group	Group E1 (n = 219) (%)	Group E0 (n = 219) (%)
1	6 mths – 5 years	149 (68.04)	150 (68.49)
2	6 years – 9 years	46 (21.00)	45 (20.55)
3	10 years – 12 years	24 (10.96)	24 (10.96)

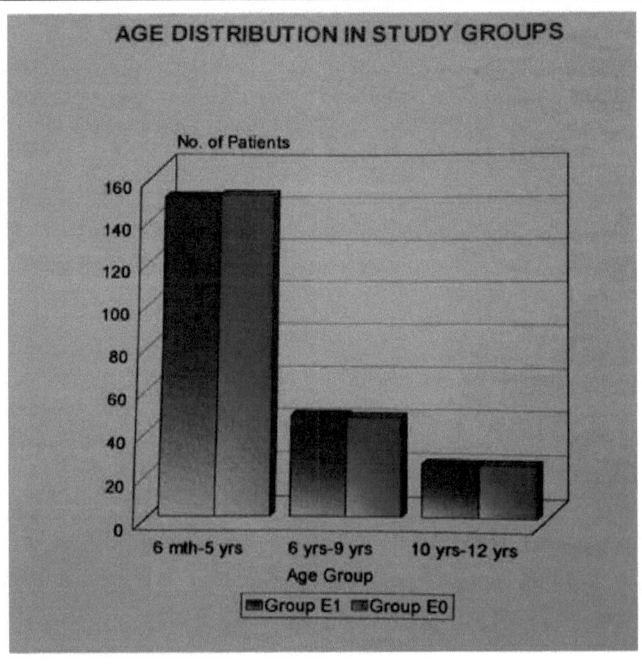

Quadro II

A distribuição por sexo nos grupos de estudo

Sr.No	Sex of Patients	Group E1	Group E0
		(n = 219) (%)	(n = 219) (%)
1	Male	129 (58.9)	129 (58.9)
2	Female	90 (41.1)	90 (41.1)

A Tabela II revela que o número de crianças do sexo masculino no grupo E1 era de 58,9% e no grupo EO era de 58,9%. O número de crianças do sexo feminino no Grupo E1 era de 41,10% e no Grupo E0 era de 41,10%. Assim, é evidente que a distribuição por sexo em ambos os grupos era comparável.

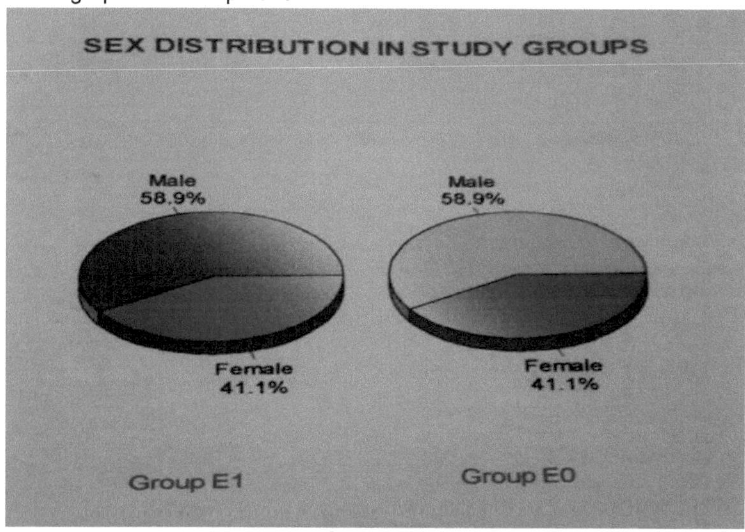

Quadro III

A distribuição por idade e sexo nos grupos de estudo.

Age Group	No. of Patients		Group E1 (n=219)		Group E0 (n=219)	
	E1	E0	Male (%)	Female (%)	Male (%)	Female (%)
6mths – yrs	149	150	87 (39.73)	62 (28.31)	90 (41.10)	60 (27.40)
6 yrs. – 9 yrs.	46	45	29 (13.24)	17 (7.76)	26 (11.87)	19 (8.67)
10 yrs. – 12 yrs.	24	24	13 (5.94)	11 (5.02)	13 (5.94)	11 (5.02)

A Tabela III mostra que a distribuição de homens e mulheres em todas as faixas etárias é quase a mesma no grupo E1 e no grupo EO. De 6 meses a 5 anos, havia 87 homens e 62 mulheres no grupo E1, em comparação com 90 homens e 60 mulheres no grupo E0.

Entre os 6 e os 9 anos, havia 29 homens e 17 mulheres no grupo E1, enquanto no grupo E0 havia 26 homens e 19 mulheres.

Havia 13 homens e 11 mulheres no grupo etário dos 10-12 anos em ambos os grupos estudados.

Quadro IV

O estatuto socioeconómico dos doentes nos grupos de estudo

S. No	Socioeconomic class	Group E1 (n = 219) (%)	Group E0 (n = 219) (%0
1	Lower class	45 (20.55)	50 (22.83)
2	Upper lower class	93 (42.46)	91 (41.55)
3	Lower middle class	69 (31.51)	66 (30.14)
4	Upper middle class	12 (5.51)	12 (5.48)
5	Upper class	00	00

A Tabela IV mostra que a maioria das crianças pertencia à classe baixa, baixa superior e média inferior e nenhuma das crianças pertencia à classe alta, de acordo com a escala de Kuppuswamy modificada.

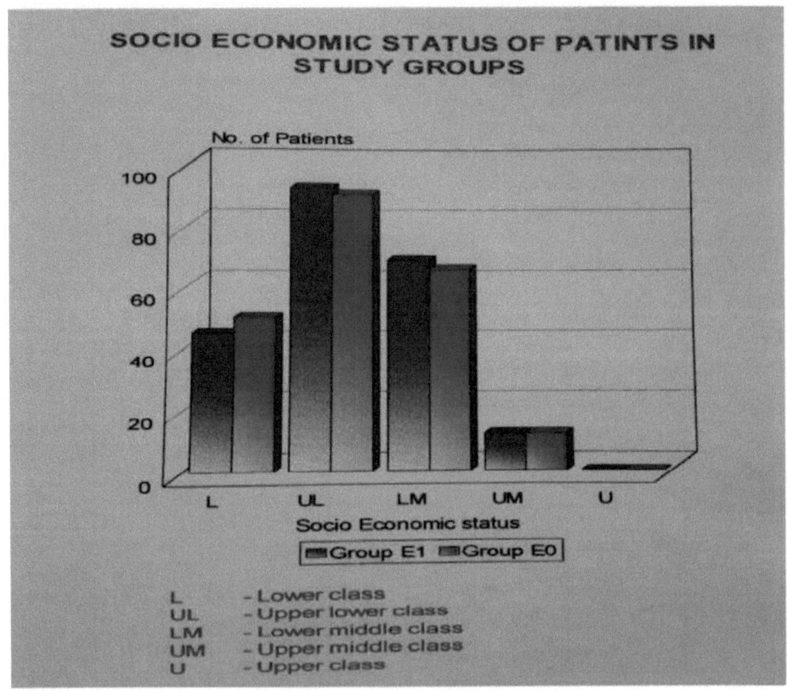

Quadro V

O resumo da história clínica nos grupos de estudo

S. No	Symptoms Variable	Group E1 (n = 219) (%)	Group E0 (N = 219) (%)	Chi Square value	P - value
1	Nasal Discharge	219 (1000	219 (100)		
2	Type of nasal Discharge *Clear *Mucoid *Purulent	 84 (38.36) 67 (30.59) 68 (31.05)	 189 (86.30) 20 (9. 13) 10(4.57)	 107.203 31.684 52.473	 0.00001 0.00001 0.00001
3	Sorethroat	156 (71.23)	77 (35.16)	57.229	0.00001
4	Otitis media	37 (16.89)	10(4.57)	17.375	0.00003
5	Retrobulbar Headache	13 (5.94)	04 (1.83)	4.957	0.022 (Fischer Exact test)
6	Lymphadenopathy	70 (31.96)	16 (7.31)	42.191	0.00001
7	Earache	29 (13.96)	02 (0.91)	25.307	0.0001 (Fisher's exact test)
8	Puffinessn over face	04 (1.83)	00	40.037	0.062 (NS)
9	Noisy breathing	54 (24.66)	18 (8.22)	21.541	0.00001
10	Cough	160 (73.06)	80 (36.53)	58.99	0.00001
11	Sleeping disturbances	57 (26.03)	16 (7.31)	27.633	0.00001
12	Activity changes	88 (40.18)	55 (25.11)	11.307	0.00077
13	Appetite disturbances	111 (50.685)	50 (22.83)	36.545	0.00001
14	H/O URI episodes	207 (94.525)	200 (91.32)	1.701	0.19215 (NS)
15	H/O Otitis media	16 (7.31)	07 (3.20)	13.717	0.5386
16	H/O Sinusitis	08 (3.62)	04 (1.83)	1.371	0.24166 (NS)
17	H/O Smoke in family	118 (53. 88)	137 (62.56)	3.886	0.6566 (NS)

NS - Não significativo

A tabela acima mostra o resumo da história clínica recolhida em ambos os grupos estudados com o valor do qui-quadrado e do p para cada sintoma.

Em ambos os grupos, todos os doentes apresentavam corrimento nasal. No grupo E1, 84 pacientes apresentaram secreção nasal clara e 68 apresentaram secreção nasal purulenta, enquanto no grupo EO 189 pacientes apresentaram secreção nasal clara e 10 apresentaram secreção nasal purulenta (p = 0,00001).

156 pacientes do grupo E1 tiveram dor de garganta em comparação com 77 pacientes do grupo E0 (0,00001).

A otite média foi um sintoma em 37 pacientes de um sintoma enquanto 16 pacientes do grupo E0 (p=0,00003).

70 pacientes do grupo E0 tinham linfadenopatia como sintoma (p=0,00001), enquanto 16 pacientes do grupo E0 tinham linfadenopatia como sintoma (p=0,00001).

A dor de ouvido estava presente em 29 pacientes do grupo E1 e em 2 pacientes do grupo E0 (p=0,0001) pelo teste exato de Fisher).

A tosse fazia parte das queixas e dos antecedentes em 160 doentes do grupo E1, em comparação com 80 doentes do grupo E0 (p=0,00001).

54 pacientes do grupo E1 apresentavam respiração ruidosa e 18 pacientes do grupo E0 apresentavam respiração ruidosa.

Os distúrbios do sono estavam presentes em 57 pacientes do grupo E1, em comparação com 16 pacientes do grupo E0.

Todos os parâmetros significativos da história são tomados em consideração para desenvolver uma escala de gravidade em doentes com rinorreia persistente.

Quadro VI

O resumo do exame clínico nos grupos de estudo

S. No	EXAMINATION	Group E1 (n= 219) (%)	Group E0 (n = 219) (%)	Chi-Square value	p value
1	**NOSE EXAMINATION**				
a	Crusting	115 (52.51)	01 (0.46)	152.392	0.00001
b	Nasal congestion	156 (71. 23)	204(93.15)	35.938	0.0001
c	Hypertrophied turbinate	85(38.81)	13(5.94)	68. 145	0.0001
d	Deviated Nasal Septum	15 (6.85)	07 (31.96)	0.3067	0.0801 (NS)
2	**Throat exam**				
a	Pharyngitis	150 (68.49)	76 (34.70)	50. 0603	0.0001
b	Tonsillitis	48 (21. 91)	13 (5.94)	23. 333	0.0001
3	**Ear Exam**				
a	Tender auricular movement	21 (9.59)	01 (0.46)	19. 143	0.00001
b	Abnormal tympanic membrane	78 (35. 62)	10 (4. 57)	65. 757	0. 00001
	- Secretory	27 (12. 33)	06 (2.74)	14.283	0.00016
	- Suppurative	41 (18.72)	03 (1. 37)	29.197	0.00001
	- Perforated	10 (4.52)	01 (0.46)	7.553	0.00599
c	Ear discharge	34 (15.52)	2 (0.91)	30.990	0.00001
4	**Lymphadenitis**	64 (29.22)	16 (7.31)	35.238	0.00001
5	**Sinusitis**	11 (5.02)	04 (1.83)	3.383	0.06589 (NS)
6	**ALRI**	13 (5.94)	14 (6.39)	0.039	0.84252 (NS)

7	**Meningitis**	01 90.46)	00	1.002	0.500 Fischer exact test (NS)

NS - Não significativo

A Tabela VI mostra os vários resultados do exame encontrados em ambos os grupos estudados, juntamente com o valor de chi = quadrado e o valor de p para cada resultado.

Quadro VII

As taxas de complicações nos grupos de estudo

Sr.No	Complication	Group E1 (n = 219) (%)	Group EO (n + 219) (%)	Chi Square value	P- value
1	**Pharyngitis**	150 (68.49)	76 (34.70)	50.0603	0.00001
2	**Tonsillitis**	48 (21.91)	13 (5.94)	23.333	0.0001
3	**Otitis media**	78 (35.62)	10 (4.570)	65.757	0.00001
	a) Secretory OM	27 (12.33)	06 (2.74)	14.283	0.00016
	b) Suppurative	41 (18.72)	03 (1.37)	29.197	0.00001
	c) Perforated Tympanic membrane	10 (4.52)	01 (0.46)	7.553)	0.00599
4	**Lymphadenitis**	64 (29.22)	16 (7.31)	35.238	0.00001
5	**Sinusitis**	11 (5.02)	04 (1.83)	3.383	0.06589
6	**Acute lower respiratory infections**	13 (5.94)	14 (6.39)	0.039	0.84252 (NS)
7	**Meningitis**	01 (0.46)	00	1.002	0.500 Fisher's Exact test (NS)

NS - Não significativo

A tabela VII mostra as taxas de complicações entre os dois grupos, juntamente com o valor do qui-quadrado e o valor de p para cada complicação. A faringite estava presente em 150 pacientes do grupo E1 em comparação com 76 pacientes do grupo E0 (p=0,00001). 48 pacientes do grupo E1 tiveram amigdalite, enquanto 13 pacientes do grupo E0 tiveram amigdalite (p=0,0001).

No grupo E1, 27 pacientes tiveram otite média secretora e 41 pacientes tiveram otite média supurativa, e no grupo E0, 6 pacientes tiveram otite média secretora e 3 pacientes tiveram otite média supurativa.

No grupo E1, 64 pacientes tiveram linfadenite e no grupo EO 16 pacientes tiveram linfadenite. Registou-se sinusite em 11 doentes do grupo E1, em comparação com 4 doentes do grupo EO.

A infeção respiratória aguda inferior desenvolveu-se em 13 doentes do grupo E1 e em 14 doentes do grupo EO. Um doente do grupo E1 teve meningite piogénica.

Tabela VIII

Taxa de complicações no grupo de estudo entre o grupo etário de 6 meses a 5 anos.

Sr. No	Complication	Group E1 (n=149) (%)	Group E0 (n=150) (%)
1	Pharyngitis	92 (61.74)	49 (32.67)
2	Tonsillits	25 (16.78)	08 (05.33)
3	Otitis media	57 (38.25)	06 (04.00)
4	Lymphadenitis	41 (27.52)	04 (02.67)
5	Sinusitis	02 (01.34)	00 (00.00)
6	ALRI	07 (04.70)	11 (07.33)
7	Meningitis	01 (00.70)	00 (00.00)

A tabela acima mostra a taxa de complicações em ambos os grupos estudados entre a faixa etária de 6 meses a 5 anos. Havia um total de 149 pacientes no grupo E1 e 150 pacientes no grupo E0 entre a faixa etária de 6 meses a 5 anos. No grupo E1, 92 doentes tiveram faringite, 25 tiveram amigdalite, 57 tiveram otite média, 41 tiveram linfadenite, 2 tiveram sinusite, 7 tiveram infeção respiratória aguda inferior e uma meningite piogénica. No grupo E0, 49 doentes tinham faringite, 8 tinham amigdalite, 6 tinham otite média, 4 tinham linfadenite e 11 tinham infeção aguda das vias respiratórias inferiores.

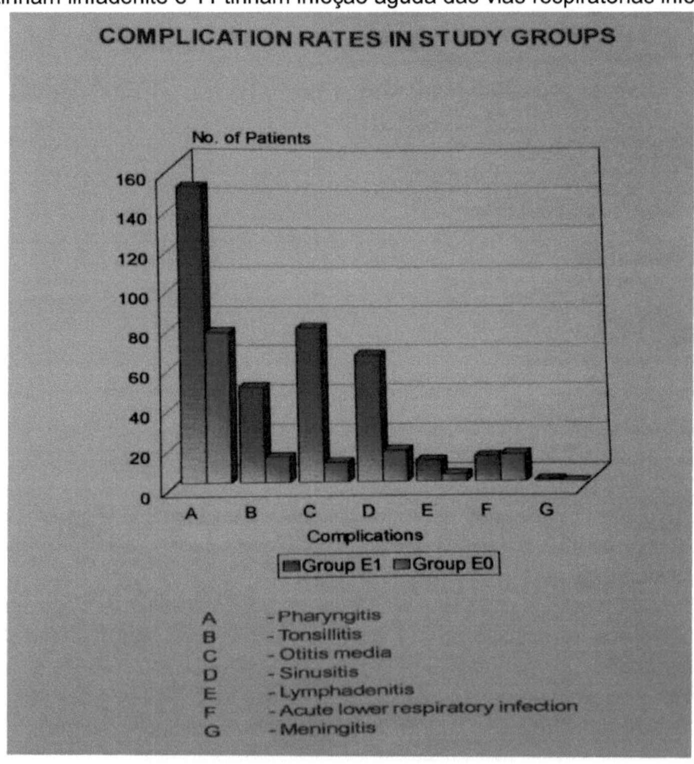

Quadro IX

Achados de esfregaços nasais em grupos de estudo

Group E1 (n=219) (%)		**Group E0 (n=219) (%)**	
No Eosinophils	**Eosinophils >5**	**No Eosinophils**	**Eosinophils >5**
161 (73.52)	58 (26.48)	194 (88.59)	25 (11.41)

A Tabela IX mostra os achados do esfregaço nasal em ambos os grupos estudados. No grupo E1, 58 pacientes e no grupo EO, 25 pacientes tinham >5 eosinófilos no exame de esfregaço nasal.

Quadro X

Taxa de complicações no grupo de estudo no exame de seguimento

Sr. No.	Complications	3rd day follow-up		10th day follow-up	
		E1	E0	E1	E0
1	Pharyngitis	133 (60.73)	42 (19.18)	105 (47.95)	10 (4.57)
2	Tonsillitis	48(21.91)	09 (04.11)	39 (17.81)	05 (2.28)
3	Otitis media	75 (34.25)	06 (02.74)	67 (30.60)	02 (0.91)
4	Lymphadenitis	64 (29.22)	15 (06.85)	58 (26.48)	09 (4.11)
5	Sinusitis	08 (03.65)	02 (00.91)	05 (02.28)	01 (0.48)
6	ALRI	08 (03.65)	14 (06.40)	13 (05.94)	03 (1.37)
7	Meningitis	01 (00.46)	00(00.00)	00 (00.00)	00 (0.00)

No exame de acompanhamento, no dia 3rd no grupo E1 133 doentes tinham faringite, 48 tinham amigdalite, 75 tinham otite média, 64 tinham linfadenite, 8 tinham sinusite, 8 tinham infecções agudas das vias respiratórias inferiores e um tinha meningite piogénica.

No grupo EO, 42 doentes tinham faringite, 9 tinham amigdalite, 6 tinham otite média, 15 tinham linfadenite, 2 tinham sinusite e 14 tinham infeção respiratória inferior aguda no dia 3rd da inscrição. No dia 10th da inscrição, no grupo E1, 105 doentes tinham faringite, 39 tinham amigdalite, 67 tinham otite média, 58 tinham linfadenite, 5 tinham sinusite e 13 tinham infeção respiratória aguda.

No grupo E0, 10 pacientes tiveram faringite, 5 tiveram amigdalite, 2 tiveram otite média, 9 tiveram linfadenite, 1 teve sinusite e 3 tiveram infeção respiratória aguda inferior.

Tabela XI

Resultados da timpanometria nos grupos de estudo

Group E1 (n=50)		**Group E0 (n=50)**	
Normal	**Abnormal**	**Normal**	**Abnormal**
28	22	46	04

A timpanometria foi efectuada em 100 doentes (50 doentes em cada grupo) no dia

30th . Os resultados da timpanometria são apresentados na tabela acima. No grupo E1, 22 pacientes apresentaram timpanograma anormal e no grupo E0. 4 pacientes apresentaram timpanograma anormal.

ESCALA DE GRAVIDADE

Análise para o desenvolvimento da escala de gravidade

Análise univariada -

As variáveis contínuas (sintomas) foram analisadas pelo teste t, e as variáveis categóricas foram analisadas pelo teste do qui-quadrado e pelo teste exato de Fischer. As variáveis que se revelaram significativas na análise univariada com p<0,20 foram incluídas na análise multivariada.

Análise multivariada

Foram aplicadas regressões logísticas múltiplas para estudar a relação entre complicações e sintomas, ajustando os efeitos de outras co-variáveis.

- Na primeira etapa, todas as variáveis consideradas significativas na análise univariada foram incluídas no modelo.
- As variáveis que mantiveram a significância com p < 0,05 foram então introduzidas no modelo final.
- Seis variáveis foram consideradas significativas das onze variáveis no modal final.

Estas seis variáveis foram

1. Tipo de corrimento nasal
2. Dor de garganta
3. Linfadenopatia
4. Dor de ouvido
5. Tosse
6. Perturbações do sono

Desenvolvimento da escala de gravidade

Modelo completo de relação logística múltipla (MLR)

Com base nos coeficientes de regressão (P) obtidos no modelo de regressão logística múltipla, foram atribuídos pesos estatísticos a cada fator de previsão no modelo final após a aplicação da transformação linear, que foi aproximadamente = p+1

Significant Variable in MLR	Regression Co-efficient β)	Linear Transform β+1	Statistical Weight
Type of nasal discharge	0.95	1.95	2
Sore throat	1.0	2.0	2
Lymphdenopathy	1.81	2.81	3
Earache	2.11	3.11	3
Cough	0.77	1.77	2
Sleeping disturbances	1.35	2.35	2

Modelo final de relações logísticas múltiplas (MLR)

A cada variável preditora foi atribuída uma pontuação mínima e máxima com base no peso estatístico.

Pontuação mínima e máxima da escala de gravidade

Significant Variable in MLR	Statistical Weight (w)	Minimum Category Code (c1)	Maximum Category Code (c2)	Minimum Score Code (c2)	Maximum Score W X C2
Type of nasal discharge	2	0	2	0	4
Sore throat	2	0	1	0	2
Lymphadeno-pathy	3	0	1	0	3
Earache	3	0	1	0	3
Cough	2	*0*	*2*	0	4
Sleeping disturbances	2	0	2	0	4
Total Score					20

Variable	Score given
1 Type of Nasal Discharge	
Clear	0
Mucoid	2
Purulent	4

A pontuação 0 é atribuída a uma descarga nasal clara, 2 a uma descarga nasal mucoide e 4 a uma descarga nasal purulenta.

Variable	Score given
2. Sore throat	
Absent	0
Present	2

Na ausência de dor de garganta foi atribuída uma pontuação de 0 e na presença de dor de garganta foi atribuída uma pontuação de 2

Variable	Score given
3 Lymphadenopathy	
Absent	0
Present	2

Na presença de linfadenopatia como sintoma, foi atribuída uma pontuação de 2, enquanto na ausência de linfadenopatia foi atribuída uma pontuação de 0.

Variable	Score given
3. **Earache**	
Absent	0
Present	2

Quando a dor de ouvido estava presente, foi atribuída a pontuação 2, enquanto que na sua ausência não foi atribuída qualquer pontuação.

Variable	**Score given**
4. **Cough**	
Absent	0
Dry cough	2
Cough with post nasal drip	4

Na ausência de tosse como sintoma foi atribuída a pontuação 0. Na presença de tosse seca, foi atribuída a pontuação 2 e, quando a tosse estava associada a gotejamento pós-nasal, foi atribuída a pontuação 4 à variável.

Variable	**Score given**
5. **Sleeping disturbances**	
Absent	0
Mild difficulty during sleep	2
Unable to sleep	4

Quando não havia perturbações do sono, era atribuído um valor de 0. Na presença de dificuldade durante o sono, foi atribuída a pontuação 2 e quando a criança não conseguia dormir, foi atribuída a pontuação 4 à variável.

A pontuação total de 20 pontos foi dividida em quatro categorias, que são as seguintes

Category	**Score**
I	0-4
II	5-9
III	10-14
IV	15-20

A cada sujeito foi atribuída uma pontuação para cada variável preditora com base no peso estatístico. Obteve-se a pontuação total para cada sujeito individual.

A) **Distribuição dos doentes de acordo com a escala de gravidade**

Category	Severity Scale	Group E1 (n=219) (%)	Group EO (n=219) (%)
I	0-4	60 (27.40)	196(89.50)
II	5-9	101 (46.12)	21(9.59)
III	10-14	52(23.74)	2(0.91)
IV	15-20	06(2.74)	0

A tabela acima mostra a distribuição dos doentes de acordo com a escala de gravidade em ambos os grupos.

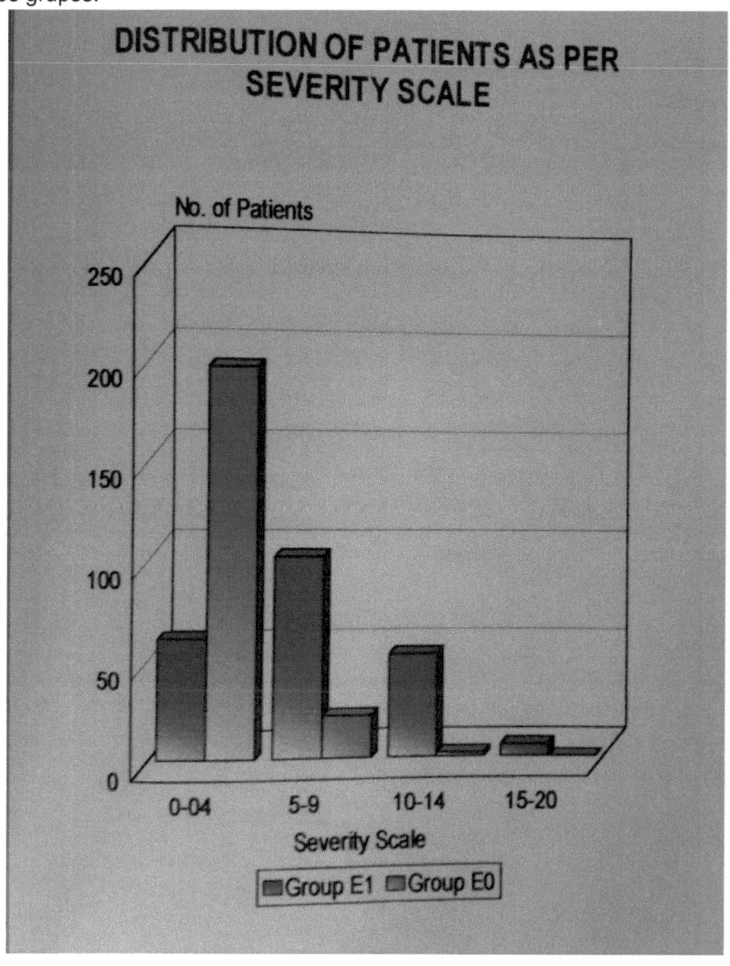

- O número máximo de doentes do grupo EO, ou seja, o grupo menos exposto, encontrava-se na categoria I (0-4). Na categoria I, havia 196 doentes do grupo E0, em comparação com 60 doentes do grupo E1, ou seja, o grupo mais exposto.
- O número máximo de doentes dos grupos E1, ou seja, do grupo mais exposto, encontrava-se na categoria II (5-9). Na categoria II, havia 101 doentes do grupo E1, ou seja, do grupo mais exposto (5-9), em comparação com 21 doentes do grupo E0, ou seja, do grupo menos exposto.
- Na categoria III (10-14), havia 52 pacientes no grupo E1, ou seja, o grupo mais exposto, em comparação com 2 pacientes no grupo E0, ou seja, o grupo menos exposto.
- Na categoria IV (15-20), havia 6 doentes no grupo E1, ou seja, o grupo mais exposto, enquanto não havia nenhum doente no grupo E0, ou seja, o grupo menos exposto.

B) As taxas de complicações em ambos os grupos de acordo com a escala de gravidade

Category	Pharyngitis		Tonsillitis		Otitis media		Sinusitis		Lymphadenitis		ALRI		Meningitis	
	E1 (n=150)	E0 (n=76)	E1 (n=48)	E0 (n=13)	E1 (n=78	E0 (n=10)	E1 (n=11)	E0 (n=12)	E1 (n=64)	E0 (n=16)	E0 (n=13	E1 (n=14)	E1 (n=1)	E0 (n=0)
0-4	19	69	08	10	10	07	04	02	09	10	00	11	00	00
5-9	88	05	23	03	30	03	04	01	32	05	01	03	00	00
10-14	37	02	16	00	35	00	02	01	19	01	11	00	00	00
15-20	06	00	01	00	03	00	01	00	04	00	01	00	01	00

A tabela acima mostra as taxas de complicações em ambos os grupos estudados, de acordo com a escala de gravidade.

COMPLICATION RATES IN STUDY GROUPS
AS PER SEVERITY SCALE

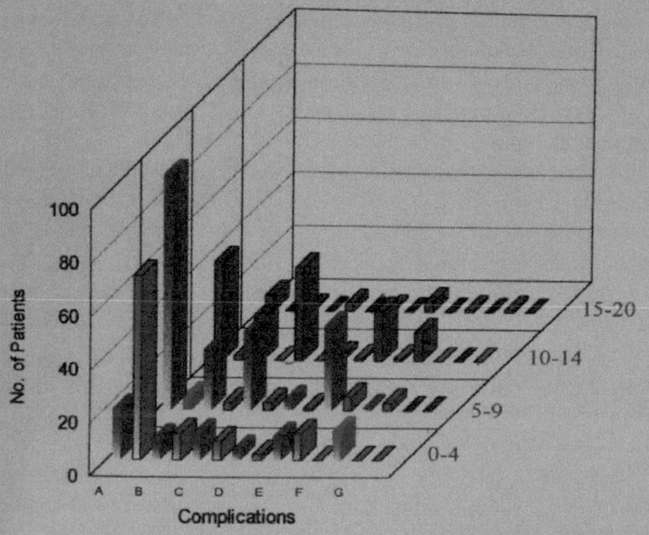

A - Pharyngitis
B - Tonsillitis
C - Otitis media
D - Sinusitis
E - Lymphadenitis
F - Acute lower respiratory infection (ALRI)
G Meningitis

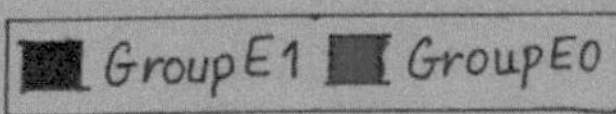

CAPÍTULO 8

Discussão

As infecções das vias respiratórias superiores constituem uma parte importante dos doentes que frequentam a consulta externa do serviço de pediatria desta faculdade e hospital e também de outros locais. O presente estudo de 438 pacientes com rinorreia foi realizado para avaliar a frequência das complicações em pacientes com rinorreia, com o objetivo de avaliar a frequência das complicações em pacientes com rinorreia, com o objetivo de avaliar a necessidade de terapia antibiótica. Também foi feita uma tentativa de desenvolver uma escala de diversidade em doentes com rinorreia, que se baseia principalmente nos sintomas, para que se possa descobrir a probabilidade de ocorrência de complicações nos doentes.

Os doentes que apresentavam rinorreia foram divididos principalmente em dois grupos: um grupo mais exposto (E1) e outro menos exposto (EO). No grupo dos mais expostos, incluímos os doentes que apresentavam rinorreia há mais de dez dias. No grupo menos exposto, selecionámos doentes com rinorreia de duração inferior a 2 dias. Em ambos os grupos, estudámos a frequência das complicações com vista à comparação entre o grupo menos exposto, que pode ser de origem viral, e o grupo mais exposto, que pode ser de origem bacteriana ou devido a uma infeção super adicionada.

No estudo piloto, enviámos zaragatoas nasais para cultura, mas todas as amostras revelaram o crescimento de bactérias comensais na mucosa nasal. Por isso, no estudo principal, não enviámos esfregaços nasais para cultura.

Havia 219 pacientes no grupo E1 e 219 pacientes no grupo EO. Ao analisar a literatura disponível até à data, verificámos que nenhum estudo tinha recolhido uma amostra tão grande. Em um estudo conduzido por **Stansfield SK 1987**[43] , o tamanho total da amostra foi de 60 e ele dividiu o grupo de estudo em três subgrupos de 20 cada, normal, descarga nasal clara e descarga nasal purulenta.

As crianças que tinham recebido antibióticos, 48 horas antes da inscrição, não foram selecionadas para o estudo pelas razões óbvias.

O período de estudo foi alargado ao longo do ano, ou seja, de março de 1998 a março de 1999, para evitar as variações sazonais na incidência das observações.

As crianças com menos de 6 meses foram excluídas por duas razões principais. Em primeiro lugar, a avaliação clínica dos bebés mais novos é menos fiável e, em segundo lugar, é mais provável que as crianças deste grupo etário sejam avaliadas para detetar bacteriemia oculta.

As crianças com mais de 12 anos foram excluídas porque o seu diagnóstico e tratamento são mais comparáveis aos dos adultos.

O desfecho primário deste estudo foram as complicações nos pacientes com rinorreia nas formas de otite média, faringite, amigdalite, sinusite, linfadenite e infecções do trato respiratório inferior.

A variável de resultado secundário deste estudo foi descobrir a deficiência auditiva por impedância com a ajuda do timpanómetro. Este último não foi realizado em todos os doentes devido à indisponibilidade de timpanómetros neste instituto. Pudemos fazer a timpanometria num número selecionado de doentes que apresentavam alterações da membrana timpânica ao exame clínico e que podiam pagar o teste.

A OMS (1984)[57] referiu que a taxa de infecções respiratórias agudas (IRA) está inversamente relacionada com a idade, atingindo um pico de oito a nove infecções nos primeiros dois anos de vida e diminuindo para três a quatro por ano na idade escolar.

No nosso estudo, no grupo E1, havia 149 (68,0,4%) doentes no grupo etário dos 6 meses aos 5 anos. Havia 46 (21%) pacientes na faixa etária de 6 a 9 anos e 24 (10,96%) pacientes na faixa etária de 10 a 12 anos. No grupo E0, havia 150 (68,49%) pacientes na faixa etária de 6 meses a 5 anos, 45 (20,55%) pacientes na faixa etária de 69 anos e 24 (10,96%) na faixa etária de 10-12 anos. Registou-se um número máximo de doentes entre os 6 meses e os 5 anos. O número de infecções do trato respiratório superior é maior no grupo de doentes mais velhos.

Em ambos os grupos, a distribuição por sexo era comparável. No grupo E1, havia 129 (58,9%) crianças do sexo masculino e 90 (41,1%) do sexo feminino. No grupo E0, havia 129 (58,9%) crianças do sexo masculino e 90 (41,1%) do sexo feminino.

Verma IC, Menon PSM (1981)[51] da Índia demonstrou um aumento da incidência de infecções respiratórias agudas (IRA) entre as crianças de grupos socioeconómicos mais baixos e em agregados familiares com mais gente.

Selywyn BJ (1990)[43] referiu que cada novo episódio de infeção do trato respiratório em crianças que vivem em ambientes desfavorecidos e que têm uma resistência reduzida à infeção, pode ser um convite a uma doença mais grave. Estas crianças ficam doentes durante longos períodos de tempo, o que afecta o crescimento e a energia para a aprendizagem.

No presente estudo, a maioria dos doentes de ambos os grupos pertencia à classe média alta e baixa, de acordo com a escala de Kuppuswamy modificada. No grupo E1, 93 (42,46%) doentes pertenciam à classe média alta e 69 (31,51%) à classe média baixa. No grupo EO, 91 (41,55%) doentes pertenciam à classe alta e 66 (30,14) à classe média baixa. O estado nutricional de ambos os grupos era comparável. Pode haver um viés de encaminhamento porque a maioria dos pacientes que vêm para o Govt. Medical College, Nagpur são de classe socioeconómica baixa e média. O outro motivo é o grupo socioeconómico e o facto de viverem em casas com mais gente.

A principal queixa de todos os pacientes era o corrimento nasal. Dos 219 pacientes do grupo E1, 84 (38,36%) tinham corrimento nasal claro, 67 (30,59%) tinham corrimento nasal mucoide e 68 (31,05%) tinham corrimento nasal purulento, enquanto no grupo E0 189 (86,30%) pacientes tinham corrimento nasal claro, 20 (9,13%) tinham corrimento nasal mucoide e 10 (4,57%) tinham corrimento nasal purulento. Isto dá-nos uma indicação de provável superinfeção bacteriana em doentes com rinorreia há mais de 10 dias (p=00001).

A dor de garganta foi a principal queixa associada no grupo E1 156 (71,23%) em comparação com o grupo E0 77 (35,16%), (p=0,00001). A associação da dor de garganta com a rinorreia pode dever-se ao facto de o nariz estar entupido, pelo que a criança respira pela boca e fica com dor de garganta **(Carne S 1979)**[7]

A dor de ouvido foi outra queixa significativa apresentada pelos doentes. Esteve presente em 29 (13,24%) doentes do grupo E1 em comparação com 2 (0,91%) doentes do grupo E0 (p = 0,0001 pelo teste exato de Fisher). Provavelmente, a dor de ouvido na IUR deve-se a uma infeção acrescida no ouvido médio, que se deve à hipofunção da trompa de Eustáquio, contribuindo assim para a efusão e otite média **[Bylander A (1984)**[6] **, Henderson FW, Giebink GS (1986)**[24] **, Marchant CD, Shurin PA, Turezyk VA et al (1984)**[33] **].**

O inchaço à volta do pescoço foi também uma das principais queixas. Estava presente em 70 (31,96%) doentes do grupo E1, em comparação com 16 (7,31%) doentes do grupo E0 (p = 0,0001). A linfadenopatia pode ser causada por infeção bacteriana ou infeção viral com infeção bacteriana suplementar e complicações associadas como amigdalite, faringite e otite média.

A tosse foi uma das principais queixas em 160 (73,06%) doentes do grupo E1, em comparação com 80 (36,53%) doentes do grupo E0 (p = 0,0001).

A queixa de perturbação do sono também foi significativa nos doentes com rinorreia. Estava presente em 57 (26,03%) pacientes do grupo E1 em comparação com 16 (7,31%) pacientes do grupo E0 (p = 0,00001). Essa queixa foi levada em consideração para avaliar a escala de gravidade.

As outras queixas associadas em doentes com rinorreia foram corrimento auditivo, cefaleia retrobulbar, diminuição da atividade e diminuição da atividade e diminuição da atividade e diminuição do apetite, mas não foram estatisticamente significativas.

As queixas acima sugerem que os doentes com rinorreia persistente eram mais susceptíveis à super-infeção bacteriana do que os doentes com rinorreia de duração inferior a 2 dias.

Wald ER (1988)[53] referiu que 15% das crianças com qualquer duração de infeção do trato respiratório superior (IRA) desenvolveram algum tipo de complicação, incluindo otite média, adenite, sinusite e sintomas prolongados.

Dos 219 doentes do grupo E1, 150 (68,49%) sofriam de faringite, 48 (21,19%) de amigdalite, 78 (35,62%) de otite média, 64 (29,22%) de linfadenite, 11 (5,02%) de sinusite, 13 (5,94%) de infeção aguda do trato respiratório inferior e 1 (0,46%) de meningite piogénica.

Dos 219 doentes do grupo E0, 76 (34,70%) tinham faringite, 13 (5,94%) tinham amigdalite, 10 (4,57%) tinham otite média, 16 (7,31%) tinham linfadenite, 4 (1,83%) tinham sinusite e 14 (6,39%) tinham infeção aguda do trato respiratório inferior.

Otten FWA, Grote (1990)[37] referem que as crianças com rinossinusite crónica parecem ter um risco elevado de desenvolver otite média crónica com efusão (OME). A OME não é curável em crianças nas quais a infeção respiratória superior crónica persiste e resulta em OME crónica que leva a uma perda auditiva condutiva de longa duração. A perda auditiva prolongada parece ser desfavorável para o desenvolvimento da criança.

Um estudo conduzido por **Leach AJ, Magrsc, Boswell JB et al (1994)**[31] afirma que a otite média crónica supurativa continua a prevalecer nas crianças aborígenes, que provavelmente correm um maior risco devido às condições de vida sobrelotadas, à falta de higiene, à má nutrição e às elevadas taxas de transporte bacteriano. A idade precoce da infeção pode contribuir para a lesão da trompa de Eustáquio, levando a uma otite média persistente.

Wald, Guerra NK, Byers C (1991)[54] registou 2741 infecções respiratórias durante um período de 3 anos. Destas, 801 (29,2%) foram complicadas por otite média.

No presente estudo, 78 (35,62%) pacientes do grupo E1 e 10 (4,57%) pacientes do grupo E0 apresentaram a presença de otite média. Existe uma diferença acentuada entre a ocorrência de otite média como complicação de IU em ambos os grupos. Isto pode dever-se à infeção crónica por rinossinusite nos doentes do grupo E1.

No grupo E1, 78 (35,62%) pacientes apresentaram a presença de membrana timpânica anormal. Destes, 27 (12,33%) apresentavam membrana timpânica sugestiva de otite média secretora, 41 (18,70%) apresentavam membrana timpânica sugestiva de otite média supurativa e 10 (4,5%) apresentavam membrana timpânica perfurada. No grupo E0, 10(4,57%) pacientes apresentaram presença de membrana timpânica anormal. Destes, 6(2,74%) apresentavam membrana timpânica sugestiva de otite média secretora, 3(1,37%) apresentavam membrana timpânica sugestiva de otite média supurativa e 1(0,46%) apresentava membrana timpânica perfurada.

Isto sugere que o achado de uma membrana timpânica anormal, sob a forma de uma membrana timpânica vermelha ou amarelada, a perda do reflexo da luz e a ausência de pontos de referência podem ser correlacionados com a possibilidade de um fluido do ouvido médio contendo bactérias e leucócitos polimorfonucleares. A presença de efusão e otite média pode ser o fator precipitante da surdez de impedância.

Giebink GS (1994)[18] sugeriu que a inflamação da mucosa pode resultar na obstrução dos óstios sinusais e na retenção de líquido nas cavidades sinusais. Sem uma drenagem adequada, as bactérias que fazem parte da flora normal do trato respiratório superior podem ficar retidas e proliferar neste espaço, dando origem a sinusite aguda.

Dingle JH, Badger GF, Jordan WS(1964)[11] relataram sinusite aguda como uma complicação do resfriado comum em 0,5% dos pacientes.

Wald ER (1985)[52] relatou sinusite aguda em 0,5% das constipações comuns.

Wald ER, Guerra N, Byers S (1991)[54] referem que a sinusite bacteriana aguda se segue à constipação comum em 5% dos doentes.

No presente estudo, 11 (5,02%) pacientes do grupo E1 e 4 (1,83%) do grupo E0 apresentaram sinusite. A taxa de ocorrência de sinusite nos pacientes do grupo E1 foi maior do que no grupo E0. Isto pode ser devido à rinite crónica nos doentes do grupo E1. Observou-se que a avaliação clínica da sinusite em crianças com menos de 5 anos era difícil e mesmo a evidência radiológica de sinusite aguda é questionável.

Rachelefsky GS, Goldberg, Katz RM, et al (1978)[38] afirmam que existem dificuldades em compreender o significado das anomalias radiológicas em crianças com sinusite aguda.

A OMS (1981)[58] referiu que a mortalidade devido a infecções respiratórias agudas é mais elevada em bebés e crianças com menos de 5 anos de idade.

Selwyn BJ (1993)[43] afirma que uma criança mais nova, com menos de 17 meses de idade, corre um risco mais elevado de sofrer de IRA e de LRI do que as crianças mais velhas.

Registou-se um número máximo de doentes no grupo etário dos 6 meses aos 5 anos. Por conseguinte, é dada ênfase à deteção de complicações neste grupo etário. No grupo E1, 92/149 (61,74%) tinham faringite, 25/149 (16,78%) tinham amigdalite, 57/149 (38,25%) tinham otite média, 41/149 (27,52%) tinham linfadenopatia, 7/149 (4,7%) tinham sinusite, 2/149 (1,03%) tinham infeção aguda das vias respiratórias inferiores e 1/149 (0,7%) tinha meningite. No grupo E0, 49/150 (32,67%) tiveram faringite, 8/150 (5,33%) tiveram amigdalite, 6/150 (4%) tiveram otite média, 4/150 (2,67%) tiveram linfadenopatia e 11/150 (7,33%) tiveram infeção respiratória aguda inferior.

A alergia é uma causa comum de rinorreia persistente. Por conseguinte, foi efectuado um exame de esfregaço nasal em todos os doentes. 58 (26,48%) pacientes do grupo E1 e 25 (11,41%) pacientes do grupo E0 apresentaram mais de 5 eosinófilos no exame de esfregaço nasal. A presença de eosinófilos sugere provavelmente uma origem alérgica da rinorreia. O aumento da incidência de rinite alérgica pode dever-se ao facto de a poluição ambiental estar a cessar.

O exame de seguimento foi efectuado no 3º e no 10º dia após a inscrição. No 3º dia, no grupo E1, 133 (60,73%) doentes tinham faringite, 48 (21,91%) tinham amigdalite, 75 (34,25%) tinham otite média, 64 (29,22%) tinham linfadenite, 8 (3,65%) tinham sinusite, 8 (3,65%) tinham SARS e um tinha meningite piogénica. No grupo E0, 42 (19,18%) doentes tinham faringite, 9 (4,11%) tinham amigdalite, 6 (2,72%) tinham otite média, 15 (6,85%) tinham linfadenite, 2 (0,91%) tinham sinusite e 14 (6,40%) tinham infecções respiratórias agudas inferiores (IRAB) no terceiro dia de registo.

No 10º dia de registo, no grupo E1, 105 (47,95%) doentes tinham faringite, 39 (17,81%) tinham amigdalite, 67 (30,60%) otite média, 58 (26,48%) tinham amigdalite, 67 (30,60%) tinham otite média, 58 (26,48%) tinham linfadenite, 5 (2,28%) tinham sinusite e 13 (5,94%) tinham infeção respiratória inferior aguda.No grupo E0, 10 (4,57%) doentes tiveram faringite, 5 (2,28%) tiveram amigdalite, 2 (0,91%) tiveram otite média, 9 (4,11%) tiveram linfadenite, 1 (0,48%) teve sinusite e 3 (1,37%) tiveram infeção aguda das vias respiratórias inferiores.

O seguimento do exame no 10º dia revelou que a maioria dos doentes do grupo E0 tinha recuperado.

A taxa de complicações no grupo E1 permaneceu mais alta do que no grupo E0 no exame de acompanhamento. Isto pode dever-se à rinossinusite crónica nos doentes do grupo E1.

Havia um total de 120 (54,79%) doentes no grupo E1 e 52 (23,74%) doentes no grupo E0 que tinham recebido antibióticos, devido à presença de otite média *supurativa*, sinusite e/ou infeção aguda das vias respiratórias inferiores.

Rugger! C, Barberio G, Pajno GB et al (1990)[40] afirmaram que a persistência de secreções na cavidade do ouvido médio após a rinite alérgica pode prejudicar a função normal da cadeia ossicular e, portanto, a transmissão de sons, levando ao aparecimento de hipoacusia que pode interferir negativamente no desenvolvimento físico e mental da criança.

Cherian T (1997)[8] examinou crianças com idades compreendidas entre os 6 meses e os 12 anos que sofriam de rinorreia prolongada com duração superior a 2 meses. 12% destas crianças sofriam de otite média crónica supurativa com perda de audição.

A timpanometria é o melhor método para detetar a surdez por impedância. Realizámos a timpanometria no 30.º dia de inscrição em doentes selecionados que apresentavam uma membrana timpânica anormal no exame clínico. Por conseguinte, só pudemos efetuar a timpanometria em 50 doentes do grupo E1 e em 50 doentes do grupo E0. No grupo E1, 22 pacientes e no grupo E), 4 pacientes apresentaram timpanograma anormal. Assim, a rinorreia crónica pode ser uma causa de morbilidade significativa nas crianças, especialmente nas dos países menos desenvolvidos.

Dos 219 pacientes do grupo mais exposto (E1), um foi admitido no hospital, onde lhe foi diagnosticado um caso de meningite piogénica. A criança morreu ao fim de um dia.

Apesar dos esforços, 26 (11,87%) pacientes do grupo E1 e 48 (1,92%) pacientes do grupo EO perderam o seguimento.

Neste estudo, as crianças com rinorreia persistente parecem ter um risco elevado de desenvolver complicações, em comparação com as crianças que tinham rinorreia com uma duração inferior a 2 dias.

Como o presente estudo mostra que um grupo de risco é formado por crianças com rinorreia persistente, é importante ser capaz de distinguir grupos de crianças de alto risco.

Estas crianças devem ser examinadas adequadamente em intervalos para detetar complicações como a otite média e a iminente deficiência auditiva. A surdez por impedância parece ser desfavorável para o desenvolvimento da criança, pelo que se deve prestar a devida atenção à duração dos sintomas e à ocorrência de complicações.

Após uma melhor elucidação da taxa de complicações em crianças com sintomas prolongados, juntamente com uma evidência teórica e clínica razoável, a intervenção antibiótica, juntamente com a educação para a saúde **[Hable A, Washington JA, Herrmann EC (1971)],**[21] para sintomas prolongados de infeção respiratória superior (IRA) em crianças, pode ser eficaz para melhorar os resultados clínicos, resultando numa melhoria global da saúde infantil em todo o mundo.

Juruper EF (1997)[25] sugeriu a necessidade de avaliação clínica da qualidade de vida relacionada com a saúde (QVRS), uma vez que as crianças com rinite e asma se sentem angustiadas com os sintomas e são limitadas nas suas actividades quotidianas, como o desporto, o trabalho escolar e a participação noutras actividades com os amigos.

Rachelefsky GS (1990)[31] também sublinhou a necessidade imediata de estabelecer diretrizes nacionais de prática baseadas em provas para gerir a rinite e a rinite coexistente com outras doenças das vias respiratórias.

É feito um esforço para desenvolver uma escala de gravidade para os doentes com rinorreia persistente, que se baseia principalmente nos sintomas.

Esta escala de gravidade foi concebida para ser aplicada em crianças do grupo etário dos 6 meses aos 12 anos.

A Faculdade de Medicina do governo, Nagpur, é um hospital de cuidados terciários com uma grande área de drenagem da Índia Central e uma boa reputação. Por conseguinte, este instituto é um local apropriado para avaliar a escala de gravidade dos doentes com rinorreia persistente incluídos neste estudo.

Não houve questões éticas na aplicação da escala de gravidade, uma vez que não estava prevista qualquer intervenção. Os recursos necessários eram mínimos. Alguns itens da escala eram difíceis de distinguir para os pais dos pacientes, por exemplo, dor de ouvido e dor de garganta.

A identificação e pontuação de cada caso foi efectuada de acordo com a lista de sintomas desenvolvida pelo modelo completo de relação logística múltipla (RLM)

Depois de determinar a escala de gravidade de cada caso, foram estabelecidas as correlações entre as complicações e a escala de gravidade.

Verificou-se uma boa correlação entre os sintomas e as complicações, pelo que a possibilidade de complicações pode ser determinada com a ajuda da escala de gravidade.

É necessário ser cauteloso ao interpretar os resultados, devido ao tamanho relativamente pequeno da amostra e ao facto de variáveis como dor de garganta e dor de ouvidos não poderem ser aplicadas eficazmente em crianças com menos de 2 anos. No entanto, os resultados mostram que esta escala de gravidade pode ser aplicada eficazmente para descobrir as complicações em doentes com rinorreia persistente. É necessário um estudo multicêntrico mais alargado neste contexto.

O estudo foi realizado principalmente com a intenção de conhecer a frequência relativa das complicações da rinorreia persistente, uma questão especialmente importante nos países em desenvolvimento onde a prevalência da rinorreia persistente está a aumentar e está a causar uma morbilidade e mortalidade significativas nas crianças.

CAPÍTULO 9

Resumo e conclusões

O presente estudo foi efectuado com o objetivo de determinar a frequência de complicações em doentes com rinorreia persistente. Este estudo foi efectuado no Government Medical College and Hospital, em Nagpur.

- Um total de 438 pacientes (219 no grupo mais exposto E1 e 219 no grupo menos exposto EO) foram estudados neste trabalho.
- O número máximo de doentes pertencia às classes média alta e baixa, de acordo com a escala de Kuppuswamy modificada.
- Verificou-se que a frequência das complicações era significativamente mais elevada nos doentes que apresentavam rinorreia persistente durante mais de dez dias sob a forma de otite média, sinusite, faringite, amigdalite, linfadenite e infeção respiratória inferior em crianças.
- Verificou-se uma boa correlação entre os sintomas e as complicações, de acordo com a escala de gravidade desenvolvida com a ajuda da relação logística múltipla (MLR).

Implicações futuras

- Este estudo poderá servir de base a um ensaio de controlo aleatório para avaliar o papel dos antibióticos na rinorreia persistente.
- A escala de gravidade desenvolvida neste estudo pode ser avaliada posteriormente para determinar a sua validade e fiabilidade numa amostra maior de crianças.

Bibliografia

1. Arruda LK, Mimica I M, Sole D., Weckx LLM , Schoettler J., Heiner DC, e Naspitz CK . Radiografias anormais do seio maxilar em crianças: elas representam infeção bacteriana? Pediatrics 1990; 85(4): 553-58.
2. Ballenger J . Disease of the Nose, Throat and Ear, ed 12. Filadélfia, Lea and Febiger, 1977, P148.
3. Baxter JD . Uma visão geral de vinte anos de observação da etiologia, prevalência e evolução da otite média e da perda de audição na unidade In na Antárctida Oriental Canadiana. Actas do 8º Congresso Internacional de Saúde Circumpolar. Whitehorse, Yukon. 1990. Winnepeg, Manitoba, Canadá : University of Manitoba press, 1990.
4. Borrero I, Fajaurdol L, Bedoya A .Infecções agudas do trato respiratório numa coorte de crianças de Cali, Colômbia, estudadas até aos 17 meses de idade.Rev Infect Dis Suppl 1990; 12 :S950.
5. Bulla A, Hitze KL, Infecções respiratórias agudas: Bull WHO 1978 ; 56 : 481-498.
6. Bylander A. Infeção do trato respiratório superior e função da trompa de Eustáquio em crianças. Ata Otolaryngololol 1984 ; 97 : 349.
7. Carne S. Cuidados com as crianças em clínica geral: Br Med J 1979; 2: 190-192.
8. Cherian T . Prevalence rhinorrhea, A pilot study conducted at Vallore, India 1997 (Unpublished).
9. Crofton J e Douglas A . Respiratory Diseases, Segunda edição. Oxford e Edinburgh, Blackwell, 1975.
10. Denny FW, Dingle JH . Estado atual da terapia nas infecções respiratórias superiores.

JAMA 1958 ; 166 : 1595-602.
11. Dingle JH, Badger GF, Jordan WS Jr. Ilness in the home: A study of 25,000 illness in a group of Cleveland families, Cleveland : Press of Western Reserve University, 1964 : 347.
12. Douglas RG Jr. A constipação comum - finalmente um alívio ?N. Engl J Med 1986 : 314 : 114- 15.
13. Evans Fo jr, Sydnor JB, Moore WE. Sinusite do antro maxilar. N Eng J Med 1975;293:735-39.
14. Fe rgerson CF, Kendig EL . Disorders of the respiratory tract in children, ed 2. Filadélfia, WB Saunders, Vol 2, 1972, P982.
15. Fleiss JL . Statistical methods for rate and proportions 2nd ed. Wiley , New York 1981.
16. Gadomski A . Potenciais intervenções para a prevenção da pneumonia em crianças pequenas: falta de efeito do tratamento com antibióticos para as infecções respiratórias superiores. Revista Pediatric Infections Disease 1993 ; 12(2): 115-20.
17. Gellis SS, Kagan BM (eds). Current pediatric Therapy , ed 8. Philadelphia , WB Sanuders, 1978, P 107.
18. Giebink GS . Sinusite infantil: fisiopatologia, diagnóstico e tratamento. Pediatr Infect Dis J 1994 ; 13 : S56-S65.
19. Gonzales R, Sande M . O que é necessário para que os médicos deixem de prescrever antibióticos na bronquite aguda? Lancet 1995 ; 345 : 665-66.
20. Gwaltney JM, Phillips CD , Milter RD, Riker DK . Estudo tomográfico computorizado da constipação comum. N Engl J Med 1994 ; 330(1): 25-30.
21. Hable A, Washington JA, Herrmann EC . Flora bacteriana e viral da garganta, comparação dos resultados em crianças com doença aguda do trato respiratório superior e em controlos saudáveis durante o inverno. Clinical Pediatrics 1994 ; 330(1): 199203.
22. Halsted C, Lepoco ML, Balassanian N, Emmerich J, Wolinsky E .Otite média: Observações clínicas, microbiologia e avaliação da terapia. Am J Dis child 1968 ; 115 : 542.
23. Hazlett DTG, Bell TM, Tukel PM . Etiologia viral e epidemiologia das infecções respiratórias agudas em crianças de Nairobi, Quénia. Am J Trop Med Hyg 1988 ; 39 : 632-40.
24. Henderson FW, Giebink GS : Otite média entre crianças em creches: epidemiologia e patogénese. Rev Infect Dis. 1986 ; 8 : 533-38.
25. Juruper EF . Qualidade de vida em adultos e crianças com asma e rinite. Allergy (Denmerk) 1997 ; 52(10) : 971-7.
26. Kamath KR, Feldman RA, Sudar Rao PSS . Infeção e doença num grupo de famílias do Sul da Índia. Am J Epidemiol 1969 ; 89 :375-383.
27. Kogan MB, Pappas G, Yu SM, Kotelchuck M . Utilização de medicamentos de venda livre entre crianças americanas em idade pré-escolar. JAMA 1994 ; 272 : 1025-30.
28. Kovatch AL, Wald ER, Ledesma-Medina J . Radiografias do seio maxilar em crianças com queixas não respiratórias. Pediatrics. 1984 Mar;73(3):306-8.
29. Krasinski K, Nelson JD, Bulter S . Possível associação de micoplasma e infecções respiratórias virais com meningite bacteriana. Am Epidemiol 1987 ; 125 : 499-508.
30. Kunin CM, johansen KS, Worning AM, Daschner FD . Relatório de um simpósio

sobre o uso e abuso de antibióticos a nível mundial. Rev Infect Dis 1990 ; 12 :12-19.

31. Leach AJ, Boswell JB, Asche V, Nienhuys TG, Mathews JD. Bacterial colonization of the nasopharynx predicts very early onset and Persistence of otits media in Australian Aboriginal infants. Pediatric Infectious Disease Journal 1994 ; 13(11): 983-89.

32. Lundback B . Epidemiologia da rinite e da asma. Clin Exp Allergy (Inglaterra) 1998; 28:S2P. 3-10.

33. Marchant CD, Shurin PA, Turezyk VA, Wasikowski DE Tutihasi MA, Kinney SE :Curso e resultado da otite média na primeira infância: um estudo prospetivo. J Pediatr 1984 ; 104 : 826-831.

34. Me Caig LF, Hughes JM . Trends in antimicrobial drug prescribing among office based physicians in The United States (Tendências na prescrição de medicamentos antimicrobianos entre médicos de consultório nos Estados Unidos). JAMA. 1995 Jan 18; 273(3):214-9.

35. Melão J . Fisiologia dos seios paranasais. Fisio-patologia da sinusite. Ata Otorhinolaryngol Belg 1983 ; 37 : 565-73.

36. Montgomery JM, Lehmann D, Smith T, Michael A, Joseph B, Lupiwa T, Coakley C, Spooner V, Best B, Riley ID e Alpers MP: Colonização bacteriana do trato respiratório superior e sua associação com infecções agudas do trato respiratório inferior em crianças das terras altas de Bapua Nova Guiné. Revisões de Doenças Infecciosas 1990; 12(suppl 8): S 1006-16.

37. Otten FWA, Grote JJ . Otite média com efusão e infeção crónica do trato respiratório superior in Laryngoscope 1990 ; 100 :627-633.

38. Rachelefsky GS, Goldberg M, Katz RM . Doença sinusal em crianças com alergia respiratória. J Allergy Clin Immunol 1978 ; 61 : 310-314.

39. Rachelefsky GS . São necessárias diretrizes nacionais para gerir a rinite e prevenir complicações. Ann Allergy Asthma Immunol (Estados Unidos) 1999 ; 82(3): 296-305.

40. Ruggeri C, Barberio G, Pajno GB, Putorti A, Morabitol, Pollieino A, Febbraro R . Relação entre rinite alérgica e otite média com efusão : O papel da trompa de Eustáquio.Minerva Pediatr (Itália). 1990 ; 42(1): 481-3.

41. Ruutu P, Halonen P, Meurman O . Infecções virais do trato respiratório inferior em crianças filipinas. J Inject Dis 1990 ; 161 : 175-9.

42. Schwartz R, Rodriguez Wj , Mann R . A clutura nasofaríngea na otite média aguda. JAMA 1979 ; 241 : 2170-2173.

43. Selwyn BJ . A epidemiologia da infeção respiratória aguda em crianças pequenas: comparação dos resultados de vários países em desenvolvimento. Rev Infect Dis 1990 ; 12 : 5870-8.

44. Shopfner CS, Rossi JO . Avaliação Roentgen dos seios paranasais em crianças. Am J Roentgenol 1973 ; 118 : 176-86.

45. Soyka LF, Robinson DS, Lachant N, Mónaco J . O uso indevido de antibióticos para o tratamento de infecções do trato respiratório superior em crianças. Pediatrics 1975;55 : 552- 56.

46. Stansfield SK . Infecções respiratórias agudas no mundo em desenvolvimento: Estratégias de prevenção, tratamento e controlo. Pediatr Infect Dis J 1987 ; 6 : 622-

29.
47. Steinweg KK Maj. História Natural e significado prognóstico da Rinite Purulenta. Journal of Family Practions1983 ; 17(1): 61-4.
48. Todd JK . Bacteriologia e relevância clínica das culturas nasofaríngeas e orofaríngeas. Pediatric Infections Disease J 1984 ; 3(2): 159-163.
49. Townsend EH, Radebaugh JF . Prevenção de complicações de doenças respiratórias na prática pediátrica. Pediatric Practice. N Engl Med J 1962 ; 226(14) : 683-689.
50. Urval KR .Overview of diagnosis management of allergic rhinitis.Prim Care (United States). 1998 ; 25(3) :649-62.
51. Verma IC, Menon PSN . Epidemiologia das doenças respiratórias agudas no Norte da Índia. Indian J Pediatr 1981 ; 48 : 37-40.
52. Wald ER . Epidemiologia, fisiopatologia e etiologia da sinusite.Pediatr Infect Dis J 1985 ; 4(suppl 6): 51-54
53. Wald ER . Sinusite em crianças. Pediatr Infect Dis J. 1988 ; 7 : S150-S153.
54. Wald ER, Guerra N, Byers C . Infecções do trato respiratório superior em crianças de tenra idade: duração e J pediatr 1984 ; 104 : 297-302.
55. Word E, Reilly J, Casselbrant M . Tratamento das sinusites maxilares agudas na infância: um estudo comparativo da amoxicilina e do cofator. J pediatr 1984 ; 104 : 297-302.
56. Organização Mundial de Saúde . Tratamento clínico das infecções respiratórias agudas nas crianças: um memorando da OMS. Boletim da OMS 1981 ; 59 : 707-715.
57. Organização Mundial de Saúde . Um programa para o controlo das infecções respiratórias agudas em crianças. Memorando de uma reunião da OMS. Boletim da OMS 1984 ; 62 : 47- 58.

Anexo

ANEXO-A

PROFORMA

DADOS DOS PACIENTES

Data :

Local de estudo

Número do estudo:

Nome da criança

Género: Masculino: Feminino:

Idade: anos

Endereço :

Estatuto socioeconómico (Escala de Kuppuswamy modificada): (Baixo/Superior Inferior/Inferior médio/Superior médio/Superior) Fumo na família: YN

Duração do aleitamento materno : Meses

H/O internamento hospitalar nos últimos 10 dias: YN

Dados clínicos / história

Principais queixas : Rinorreia Duração: dias

Outras queixas :

SYMPTOM	YES	NO	DURATION
Cough			
Fever			
Noisy breathing			
Difficulty in breathing			
Ear discharge			
Decreased activity			
Poor Sleeping			
Poor appetite			
LN pathy			
Sore throat			
Others			

PAST HISTORY	YES	NO
URI episodes		
Otitis media		
Sinusitis		
Other		

HISTORIAL DE TRATAMENTO

O doente está atualmente a receber antibióticos para esta doença? Y N

1.

2.

3.

Código : 1= Gotas nasais, II tosse, III = Antipirético, IV = Anti-histamínico, V= Medicamento oral desconhecido, VI = Injecções desconhecidas, VII = Outros)

SYSTEMIC EXAMINATION	NORMAL	ABNORMAL
Cardiovascular system		
Respiratory system		
Central nervous system		

PRESENÇA DE COMPLICAÇÕES

Com base na história e no exame físico, as complicações presentes são:

- Faringite
- Amigdalite
- Sinusite
- Otite média :
  - -Otite média supurativa
  - -Otite média secretora
- ALRI
- Hospitalização:
- Outros

Diagnóstico :

TRATAMENTO

ACOMPANHAMENTO : Dia 3 Dia 10

DADOS DE LABORATÓRIO

Investigações

- Hb%
- Esfregaço periférico
- Esfregaço nasal para eosinófilos

Timpanometria

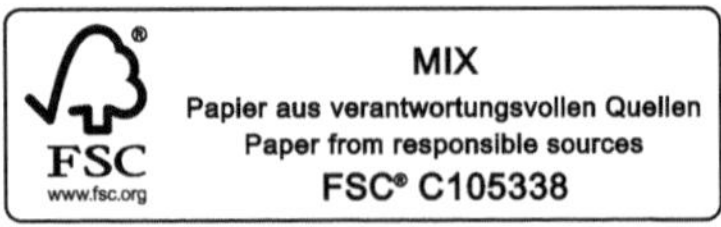

Printed by Books on Demand GmbH, Norderstedt / Germany